上海蔡氏妇科
历代家藏医著集成

总主编　蔡小荪
副总主编　张婷婷　金毓莉　黄素英

蔡氏抄钱祝恩医案

钱祝恩　著
蔡氏　抄
金毓莉　杭远远　校注

上海科学技术出版社

内容提要

蔡氏妇科源远流长，是沪上知名的妇科流派，目前已传承至九代，在诊疗痛经、崩漏、月经不调、产后病、子宫内膜异位症、习惯性流产、不孕症等方面颇具临床特色。在历史长河中，蔡氏妇科历代传人均有不少医学著作留存于世，以妇科为多，这些著作或为经典解说，或为临床验案，或为用药心得，全面反映了蔡氏妇科200多年来的学术沉淀与临床精华。本书收录了《蔡氏抄钱祝恩医案》一书。

本书可供中医临床医师、中医院校师生，以及中医爱好者参考阅读。

图书在版编目（CIP）数据

蔡氏抄钱祝恩医案 / 蔡小荪总主编. —上海：上海科学技术出版社，2019.6
（上海蔡氏妇科历代家藏医著集成）
ISBN 978-7-5478-4434-2

Ⅰ.①蔡… Ⅱ.①蔡… Ⅲ.①中医妇产科学—医案—汇编 ②中医儿科学—医案—汇编 Ⅳ.①R271 ②R272

中国版本图书馆CIP数据核字（2019）第081001号

蔡氏抄钱祝恩医案

总主编　蔡小荪

上海世纪出版（集团）有限公司
上 海 科 学 技 术 出 版 社　出版、发行
（上海钦州南路71号　邮政编码200235　www. sstp. cn）
上海雅昌艺术印刷有限公司印刷
开本 787×1092　1/16　印张 17
字数 70千字
2019年6月第1版　2019年6月第1次印刷
ISBN 978-7-5478-4434-2 / R・1841
定价：128.00元

特别鸣谢

编写顾问

蔡　蓉　蔡伟民　蔡志民　姚之希　金长勤

编委会名单

总主编

蔡小荪

副总主编

张婷婷　金毓莉　黄素英

编　委

（按姓氏笔画排序）

王春艳　王海丽　王隆卉　付金荣　毕丽娟　刘邓浩
苏丽娜　沈　丽　张　利　陈　晖　陈　琼　陈旦平
杭远远　周　琦　周翠珍　莫惠玉　翁雪松　谭　丽

前言

上海江湾蔡氏妇科肇始于清代乾隆年间，迄今已传九代，历有200余年。

始祖蔡杏农，乾隆年间开始行医，精研岐黄，勤习理法方药，内妇各症，每获良效。

二世蔡半耕，杏农子，对于历代名家的医著及民间验方，广为吸取。无论时病伤寒、经带痘疡、内外妇儿均有建树，尤擅妇科。

三世蔡炳（枕泉），于妇科方面的四诊辨治、经验药方较具特色，著有《种橘山房医论》。

四世蔡兆芝（1826—1898），号砚香，清同治二年（1863年）癸亥科贡生，封中宪大夫，花翎同知衔。他继承父业，精于妇科，文才医理，造诣精深。他曾经治愈宝山县令之疾，当时署令陈玉斌赠予“功同良相”匾额。著有《江湾蔡氏妇科述要》《女科秘笺》《验方秘录》《临证秘传——砚香识要》《素灵纂要》。

五世蔡小香（1863—1912），名钟骏，字轶侯，清光绪甲申黄科廪生，幼承庭训，克循医理，深研岐黄之术，造诣精湛，又得祖传流派要旨。后来蔡氏迁于上海老闸桥堍，江湾女科之名益盛。其设诊所于上海老闸万福楼后和街，门庭若市，妇孺皆知，名闻大江南北，于贫病者则送诊给药，颂者不绝。蔡小香热心教育和医学事业的发展。在江湾当地斥资兴办“蔡氏学堂”“兢业师范学堂”，慷慨捐资南洋、新公学等学堂的办学，不仅捐资帮助精武体操学校的创办，并担任副会长，还创办了上海第一个医学讲习所——上海中医专科训练班以及蔡氏医学堂等培养中医人才。他邀集医界名流组织医务总会（后更名为中国医学会），担任会长，支持创办了近代中国第一份医学期刊《医学报》以及《上海医学杂志》，斥资创办了中国第一所中医医院并担任院长……短短50年生涯，其大量的创举被载入史册。蔡小香集各家之长，补土取法李东垣，滋阴崇尚朱丹溪，善权衡病情轻重，急病求速效，久病标本兼治。用药各有宜忌，不轻用峻厉之品，每方用药不过十味，世有“蔡一帖，九加一”之称。他于妇女经、带、胎、产病以调理为主，养血为先，切合妇女病理，治效特显，日诊百人以上，为当时上海四大名医之一。著有《通治验方》《临证随录》《蔡小香医案》。

六世蔡香荪（1888—1943），名章，字耀璋。曾肄业于第一届同济德文医学堂（现同济大学），秉承祖业，学贯中西，蜚声沪上，一生行善，口碑载道。他济困扶贫，送医给药，捐资筹款创办了江湾暑天医院和江湾时疫医院。他在1932年“一·二八”和1937年“八一三”两次淞沪抗战中，筹办难民所，组织救护队，并捐资营建了十九路军抗日阵亡将士忠烈墓（遗址在今场中路水电路，忠烈墓的墓碑铜牌今收藏于中国共产党第一次全国代表大会会址纪念馆，为国家一级文物），其率领的红十字队救护伤员数为沪上最多。蔡香荪担任了许多社会兼职，如江湾崇善堂董事、江湾救火会（现江湾消防中队，由蔡香荪创办，为国内现存最早由中国人创办的消防队）会长、江湾保卫团董事长、上海国医公会委员、中国医学院副院长等，曾数次历险营救中共地下党员，其一生，堪称“爱国爱民”的中医妇科名家。

七世蔡小荪（1923—2018），字一仁，号兰苑，小香公之孙。蔡小荪秉性敦厚，仁心仁术，父传师授，家学渊源。于妇科经病，主张以调为主，养血为先，理气为要。闭则不尚攻伐，崩则不专止涩。具体用药，对崩漏强调“求因为主，止血为辅”。痛经亦然，“求因为主，止痛为辅”。某些医著，被引誉为至理名言。他更借鉴现代医学各种检验，以助诊断。力主辨证必须辨病，结合四诊，益显疗效。处方用药，以精、简、廉、验为特色。主编《经病手册》《中国中医秘方大全》《中华名中医治病囊秘·蔡小荪卷》等，著有《蔡小荪验案集存》。

蔡氏妇科学术造诣、医德医风，久为社会及同道推崇，历七世而不衰。尤以数代积善，实非一般空言浮夸辈所可比拟。蔡氏妇科审证求因主张动态变化，脏腑辨证首重肝脾肾，调理冲任以理气为先，这些治学思想代代相传。至蔡小荪更是发古通今，衷中参西，创立妇科病审时论治学说与周期论治疗法。

蔡氏妇科虽已传至九代，历代传人亦有一些医著，然大多毁于战火。故至今除了蔡小荪本人及其弟子所撰写的蔡氏妇科医案或者临证经验，原汁原味的蔡氏妇科历代传人的医著尚未面世，究其原因可能是所存医著基本为手稿，大多是孤本，无抄本或刻本传世，众人甚至连蔡小荪本人均认为已湮没于战火，未有专人进行整理挖掘。

本套丛书为蔡小荪先生家藏，内容囊括蔡氏妇科学术思想(《种橘山房医论》《江湾蔡氏妇科述要》《临诊秘传——砚香识要》)、蔡氏医案及临诊经验(《蔡小香医案》《临证随录》《通治验方》《蔡小荪验案集存》)、蔡氏妇科用药特色(《蔡氏妇科丸散露酒膏丹辑录》《药性备查目录》)等方面，均为手抄本，将其进行影印、整理、点校，对蔡氏妇科流派医著的保护与传承，从本源上更好地理解蔡氏妇科家传的妇科学术思想的发展、临证经验以及用药用方等均有较大的作用。

具体收录书目内容如下。

《种橘山房医论》：由三世传人蔡枕泉所写，原以为已毁于战火，未曾想有手抄本传世。该书围绕妇科理论展开论述，分为女科调经、女科经闭、带下、小产、临产、产后六部分，每部分先论述相关医理，后附各个病种的相关方剂，并有剂量。蔡枕泉认为：经行于“血气用事，冲任流畅”，闭经“不过血滞血枯而已”，带下在邪湿热、在脏肝脾，小产预防在先，临产随机应变，产后百脉空虚，养护“九禁”、诊治“三冲三急三审”。该书对蔡氏女科起到学术引领的作用。

《临证秘传——砚香识要》：为蔡兆芝73岁时所著，当时正值其病后，略述而成，以冀绵延后世。分为望闻问切总论、望诊篇、闻诊篇、问诊篇、脉诊篇五篇，其总结了四诊的重要性、诊断的思路及方法，颇具临床价值。

《素灵纂要》：为蔡兆芝所著，该书对《素问》与《灵枢》中的条文进行摘抄，并阐述蔡氏对其的临床体会与理解，分为脏象、经络、病机、脉要、诊候、运气、审治诸篇。该书对深入理解《黄帝内经》的临床应用有较高的参考价值。

《江湾蔡氏妇科述要》：为蔡兆芝避难之时录以为鉴，目前仅蔡小荪抄本存世，原著已毁于战火。分为气血论、调经、月水不通、淋证、种子、保胎、小产、临产、产后、乳病、妇人诸病补余十一篇论述，分别阐述了妇女的经、带、胎、产的症状、病因病机与治法方药。

《蔡小香医案》：蔡小香著。该书收录了蔡小香的内科医案，以温病为主，从中可管窥蔡氏家族的学术传承。尤其值得一提的是，该医案完整体现了蔡小香每方用药不过十味的特点，“蔡一帖，九加一”在其中也得到了完整的体现。每个病案均有剂量，有较高的临床参考价值。

《临证随录》：蔡小香著。收录了蔡小香的6则医案，病种包括妊娠病、胃脘痛、淋证、虚损、不寐等诸多病证。

《蔡氏妇科丸散露酒膏丹辑录》：该书撰著者不详。前半部分收录了212首方剂，包含丸、散、膏、丹等多种剂型，为楷体书写；后半部分为行书，收录了当时之验方时方，后半部分落款"蔡小香敬刊"，从行书笔迹来看，与《蔡小香医案》笔迹一致，推测后半部分为蔡小香先生所录。该书据蔡小荪回忆为蔡氏妇科药房家传的药品制作与使用规范手册。书中收录了蔡氏妇科常用的六味地黄丸、女科八珍丸、桂附八味丸等，并阐述每味药物的适应证，使用范围与禁忌等事宜。

《药性备查目录》：该书收录了蔡氏妇科常用女科药物的用药经验，分为气部、血部、阳部、阴部、温暖部、泻火清热部、表部、痰部、风部、湿部、肺部、肝肾部、重镇安神部、涩敛部、峻下部、行水部、润肠利溲部、明目部、风湿部、软坚部、开窍部、杀虫部、导滞部、外科部、吐部、杂部共26个部分。分类与现今中药学有所不同，颇有女科临床特色。

《通治验方》：蔡小香著。收录了蔡小香的37则医案，病种涉及产后病、月经病、鼓胀、咳嗽、眩晕、头痛等诸多病种。反映了蔡小香用药经验与特色。

《蔡小荪验案集存》：该书收录了蔡小荪1978年自己撰写的妇科医案，包括痛经、子宫内膜异位症、月经过多、崩漏、虫积经阻、经来头痛、不孕、闭经、产后病、更年期综合征等妇科病症，病种齐全，用药充分体现了蔡氏妇科的家传特色与经验。同时配有作者按语，对诊疗的经过进行点评。

《蔡氏抄钱祝恩医案》：钱祝恩著，蔡氏抄。该书分上、下两册，由蔡氏抄于1913年，从钱祝恩以及蔡氏传人的生卒年推测，可能由蔡香荪所抄。钱祝恩，常州钱氏中医儿科第九代传人。钱氏中医儿科自明末钱祥甫始，传承延续十二代，已有300多年的历史。该书原由薛逸山自钱祝恩弟子许惟尊处抄录于1911年，后由蔡氏转抄而成，书中医案偏重妇科、儿科，前后有初复诊相对应，由此可见该医案具有较高的临床实用性。

本套丛书有以下特点：一是均为手抄本，目前未见其他抄本传世，有一定的版本价值。二是丛书内容偏重临床，基本为蔡氏妇科传人本人所著，具有较高的临床实用价值。三是手抄本铁划银钩、行云流水般书法富有艺术欣赏价值，将其影印不仅起到文献保存的目的，对中医药文化的传播与传承亦起到积极的推动作用。

上海蔡氏妇科流派是上海重要中医流派之一，设立了蔡小荪名中医经验传承工作室，2012年初进入上海市中医药事业发展三年行动计划“海派中医流派传承工程建设项目”，成立“海派中医蔡氏妇科流派传承研究基地”；2012年底获得“全国中医学术流派海派蔡氏妇科流派传承工作室”建设项目；2019年4月入选国家中医药管理局全国中医学术流派传承工作室第二轮建设项目。这些项目对蔡氏妇科传承发展起到了推波助澜的作用。

本套丛书将蔡氏妇科历代家藏医著进行整理点校，将进一步完善蔡氏妇科理论体系，丰富蔡氏妇科诊疗方案及用药特色，对中医妇科流派的传承发展、名老中医经验的继承、非物质文化遗产的保护做出不可估量的贡献。

本套丛书成稿仓促，如有不足之处，恳请各位读者见谅，并给予批评指正。

编　者

2019年1月

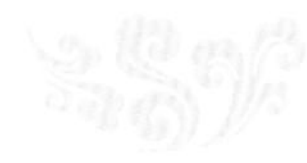

校注说明

《蔡氏抄钱祝恩医案》：钱祝恩著，蔡氏抄。该书分上、下两册，由蔡氏抄于1913年，从钱祝恩以及蔡氏传人的生卒年推测，可能由蔡香荪所抄。钱祝恩，常州钱氏中医儿科第九代传人。钱氏中医儿科自明末钱祥甫始，传承延续十二代，已有300多年的历史。该书原由薛逸山自钱祝恩弟子许惟尊处抄录于1911年，后由蔡氏转抄而成，书中医案偏重妇科、儿科，前后有初复诊相对应，由此可见该医案具有较高的临床实用性。

本次整理内容主要有以下几个方面。

（1）原书为繁体竖版，根据出版要求，对原书进行重新句读，并改为规范简体字横排。

（2）综合运用本校、他校与理校三法进行整理，对原文的衍、脱、误、倒，分别予以删补增改。

（3）对原书中的异体字、俗体字，按照从俗、从简、书写方便和音义明确的原则，予以径改，不出校。

（4）对原书中个别冷僻字词等加以必要注音和解释。

（5）为保持书稿原貌，书中引文虽与原著文字歧异，但文理顺通，不悖原旨，或虽有违原趣，而是作者有意改动者，均不作订正。

总目录

上海蔡氏妇科历代家藏医著集成

蔡氏抄钱祝恩医案

钱祝恩　著

蔡氏　抄

金毓莉　杭远远　校注

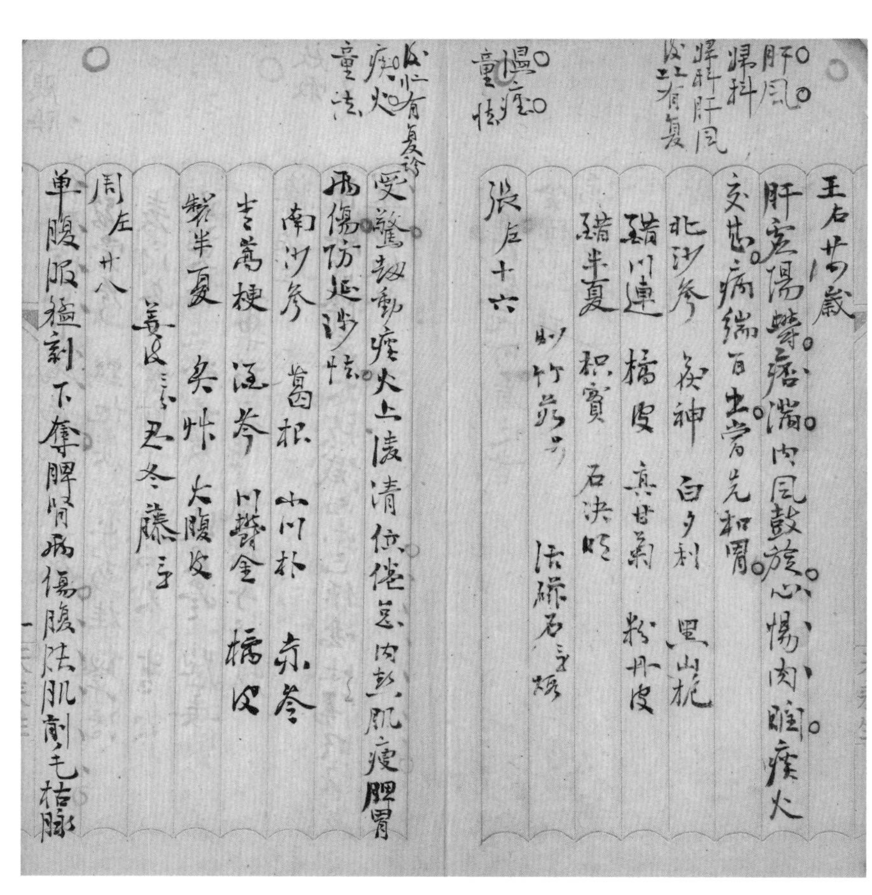
王右 廿五歲
肝虛陽擾。痞喘。內風鼓旋。心悸。肉瞤。痰火交熾。病端百出。當先和胃。
北沙參 茯神 白芍 黑山梔
豬川連 橘皮 真甘菊 粉丹皮
豬半夏 枳實 石決明
炒竹茹 法磁石 煅

張右 十六
受驚擾動。痰火上擾清位。憂思內鬱。肌瘦。脾胃兩傷。防延涉怯。
南沙參 葛根 川朴 赤苓
苦桔梗 [illegible] 川鬱金 橘皮
製半夏 炙草 大腹皮
姜皮 忍冬藤

周左 廿八
單腹脹極。剝下奪。脾腎兩傷。腹脹肌削毛枯

王右，廿四岁

眉批：肝风妇科，妇科肝风[①] 后二十二有复。

肝虚阳郁，痞满，内风鼓旋，心惕肉瞤，痰火交甚，病端百出，当先和胃。

北沙参　茯神　白夕利[②]　黑山栀　醋川连　橘皮　真甘菊　粉丹皮　醋半夏　枳实　石决明

炒竹茹四分　活磁石三钱（煅）

张左，十六

眉批：温痉童怯，后二十二有复诊，痰火童怯。

受惊，劫动痰火上凌清位，倦怠内热，肌瘦，脾胃两伤，防延涉怯。

南沙参　葛根　小川朴　赤苓　青蒿梗　酒芩　川郁金　橘皮　制半夏　炙草　大腹皮

姜皮三分　忍冬藤三钱

周左，廿八

眉批：单腹胀。

单腹服猛刻下夺，脾肾两伤，腹胀肌削毛枯，脉

① 妇科肝风：疑衍。
② 白夕利：当作“白蒺藜”，临床书写时简写名。后同。

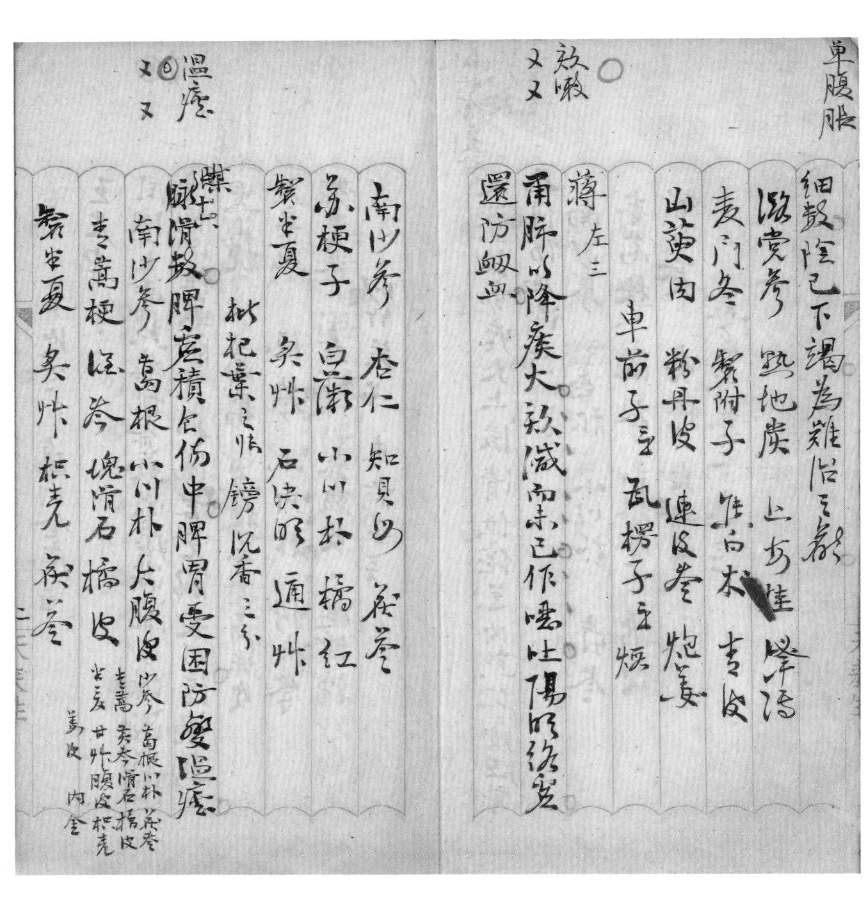

单腹胀
细数经已下竭为难治之叙
潞党参 熟地炭 上安桂 泽泻
麦门冬 制附子 生白术 青皮
山萸肉 粉丹皮 连皮苓 炮姜
车前子三 乱楞子三 烁

咳嗽 又又
薛 左 三
开肺以降痰火，咳嗽而未已，作呕吐，阳明络空，还防衄血。

温疟 又又
南沙参 杏仁 知贝母 茯苓
苏梗子 白蔻 小川朴 橘红
制半夏 炙草 石决明 通草
枇杷叶三片 镑沉香三分
薛廿四、脉滑数，脾虚积食，伤中脾胃，受困防变温疟。
南沙参 葛根 小川朴 大腹皮
青蒿梗 猪苓 块滑石 橘皮
制半夏 炙草 枳壳 茯苓
沙参 葛根 川朴 茯苓 青蒿 猪苓 滑石 橘皮 半夏 甘草 腹皮 枳壳 姜皮 内金

细数，阴已下竭，为难治之候。

路党参　熟地炭　上安桂　泽泻　麦门冬　制附子　焦白术　青皮　山萸肉　粉丹皮　连皮苓　炮姜

车前子三钱　瓦楞子二钱（煅）

蒋左，三

眉批：咳嗽，又又[1]。

肃肺以降痰火，咳减而未已，作恶吐，阳明络虚，还防衄血。

南沙参　杏仁　知贝母　茯苓　苏梗子　白薇　小川朴　橘红　制半夏　炙草　石决明　通草

枇杷叶三张　镑沉香三分

张某，十六

眉批：温痉，又又。

脉滑数，脾虚积食伤中，脾胃受困，防变温痉。

南沙参　葛根　小川朴　大腹皮　青蒿梗　酒芩　块滑石　橘皮　制半夏　炙草　枳壳　茯苓

沙参　葛根　川朴　茯苓　青蒿　炙芩　滑石　橘皮　半夏　甘草　腹皮　枳壳　姜皮　内金

① 注：文中多次出现“又”字符号眉批，疑为每个病案序号标注，便于读者前后医案对照查找。

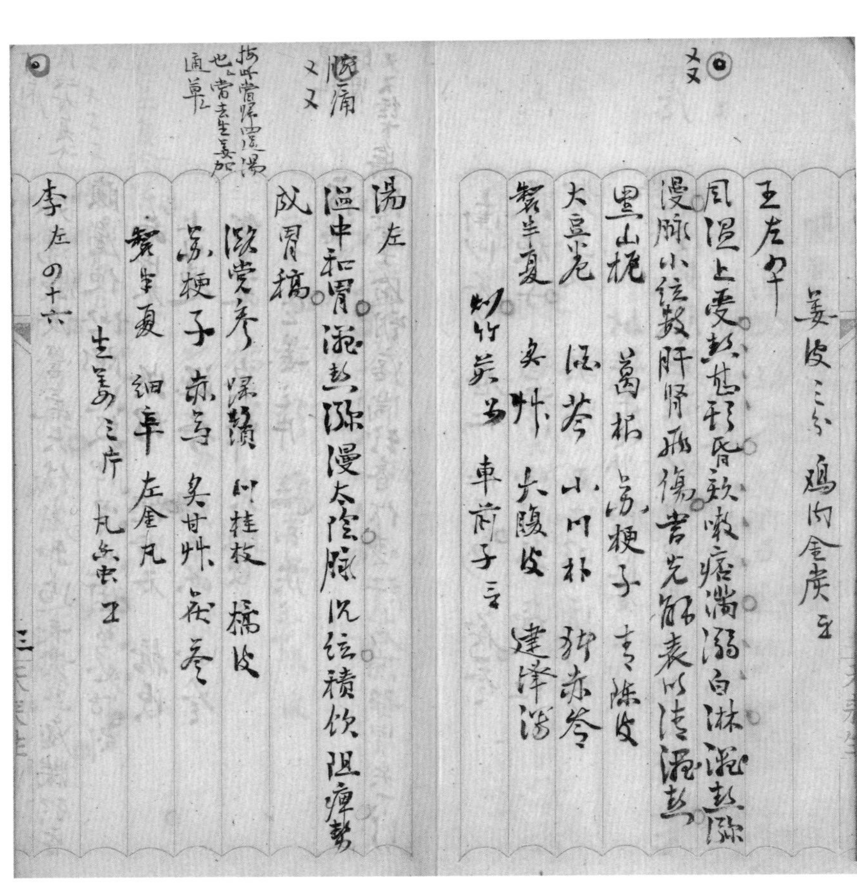

姜皮三分　鸡内金炭二钱

王左，四十

眉批：又又。

风温上受，热甚头昏，咳嗽痞满，溺白淋，湿热弥漫。脉小弦数，肝肾两伤。当先解表，以清湿热。

黑山栀　葛根　苏梗子　青陈皮　大豆卷　酒芩　小川朴　猪赤苓　制半夏　炙草　大腹皮　建泽泻

炒竹茹一钱五分　车前子三钱

汤左

眉批：腕[1]痛，又又。

温中和胃，湿热弥漫太阴，脉沉弦。积饮阻痹，势成胃稿[2]。

眉批：按此当归四逆汤也，当去生姜加通草。

潞党参　归须　川桂枝　橘皮　苏梗子　赤芍　炙甘草　茯苓　制半夏　细辛　左金丸

生姜三片　九香虫一钱

李左，四十六

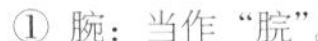

① 腕：当作“脘”。
② 稿：当作“槁”。

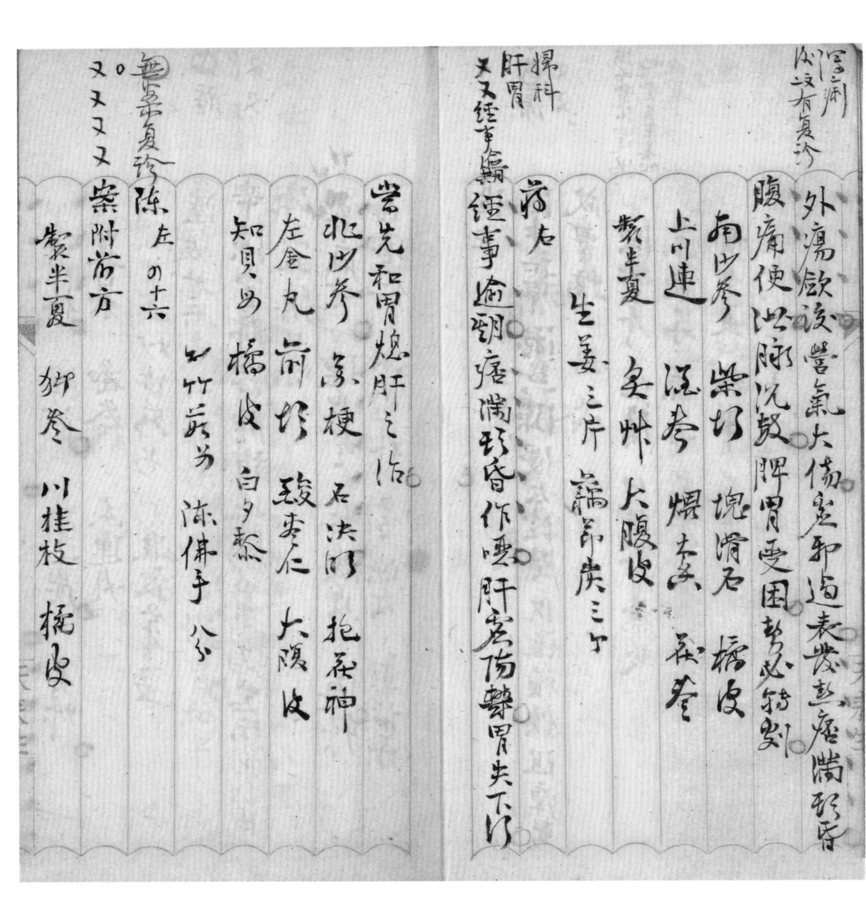

泾渊
除投有复诊

外感饮邪，营气大伤，寒热渐退，表散热痞，满闷脘胀

腹痛便泄，脉沉数，脾胃受困，势必转剧

南沙参　柴胡　块滑石　橘皮

上川连　淡芩　煨木香　茯苓

制半夏　炙草　大腹皮

生姜三片　藕节炭三个

归科
肝胃
又又经事编

经事逾期，痞满脘胀，作嗳，肝虚伤郁，胃失下行

前右

当先和胃熄肝之治

北沙参　桑梗　石决明　抱茯神

左金丸　前胡　瓜蒌仁　大腹皮

知贝母　橘皮　白蒺藜

竹茹　沈佛手八分

无案复诊陈左　四十六

又〇又又又案附前方

制半夏　御米　川桂枝　橘皮

眉批：泻痢后二又有复诊。

外疡敛后，营气大伤，虚邪遏表，发热痞满，头昏，腹痛便泄。脉沉数。脾胃受困，势必转剧。

南沙参　柴胡　块滑石　橘皮　上川连　酒芩　煨木香　茯苓　制半夏　炙草　大腹皮

生姜三片　藕节炭三个

蒋右

眉批：妇科肝胃，又又经事逾期。

经事逾期，痞满，头昏，作恶。肝虚阳郁，胃失下行。当先和胃熄肝之治。

北沙参　苏梗　石决明　抱茯神　左金丸　前胡　酸枣仁　大腹皮　知贝母　橘皮　白夕黎

炒竹茹一钱五分　陈佛手八分

陈左，四十六

眉批：无案复诊，又又又又。

案附前方。

制半夏　猪苓　川桂枝　橘皮

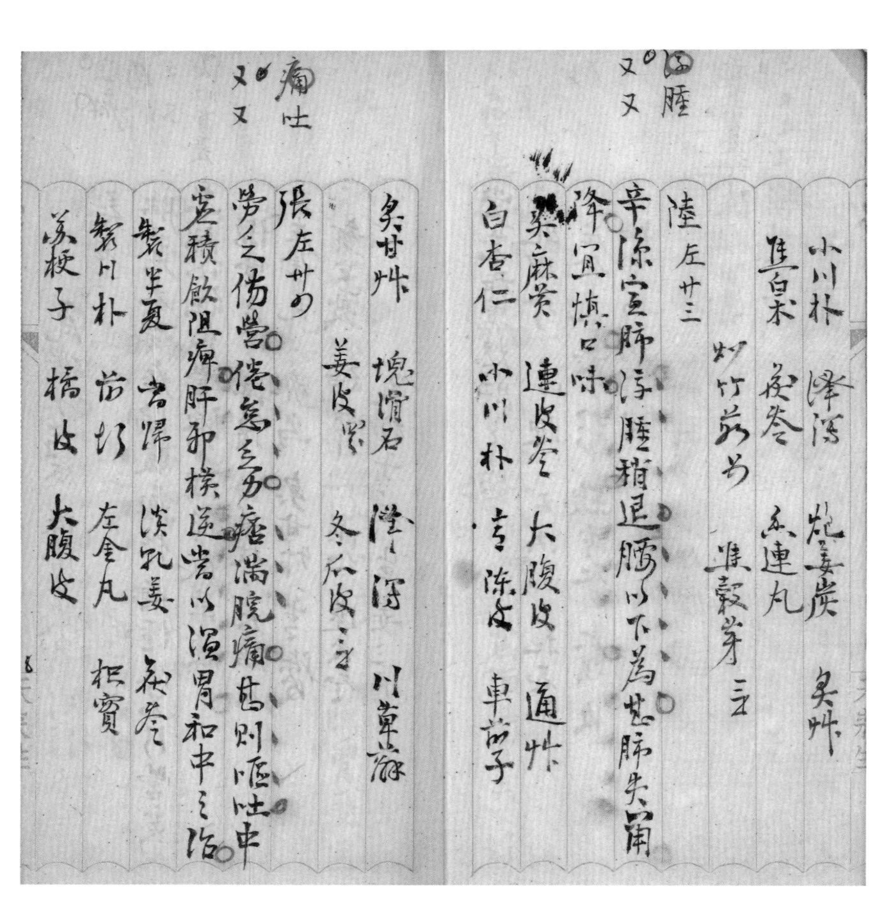

小川朴 泽泻 炮姜炭 炙草
焦白术 茯苓 川连丸
炒竹茹 二钱 焦谷芽 三钱

肿

陆 左 廿三

辛 除宣肺浮肿稍退腹以下为甚肺失开
降 宜慎口味

炙麻黄 连皮苓 大腹皮 通草
白杏仁 小川朴 青陈皮 车前子

痛吐

张 左 廿四

劳乏伤营 怫怒气痞 满脘痛甚则呕吐 中
虚积饮 阻痹肝邪横逆 当以温胃和中之治

制半夏 当归 淡干姜 茯苓
制川朴 炒白芍 左金丸 枳实
炙甘草 槐滑石 泽泻 川萆薢
姜皮 冬瓜皮 三钱
炙枝子 橘皮 大腹皮

小川朴　泽泻　炮姜炭　炙草　焦白术　茯苓　香连丸

炒竹茹一钱五分　焦谷芽三钱

陆左，廿三

眉批：浮肿，又又。

辛凉宣肺，浮肿稍退，腰以下为甚，肺失肃降，宜慎口味。

炙麻黄　连皮苓　大腹皮　通草　白杏仁　小川朴　青陈皮　车前子　炙甘草　块滑石　泽泻　川萆薢

姜皮四分　冬瓜皮三钱

张左，卅四

眉批：痛吐，又又。

劳乏伤营，倦怠乏力，痞满脘痛，甚则呕吐，中虚积饮阻痹，肝邪横逆。当以温胃和中之治。

制半夏　当归　淡干姜　茯苓　制川朴　前胡　左金丸　枳实　苏梗子　橘皮　大腹皮

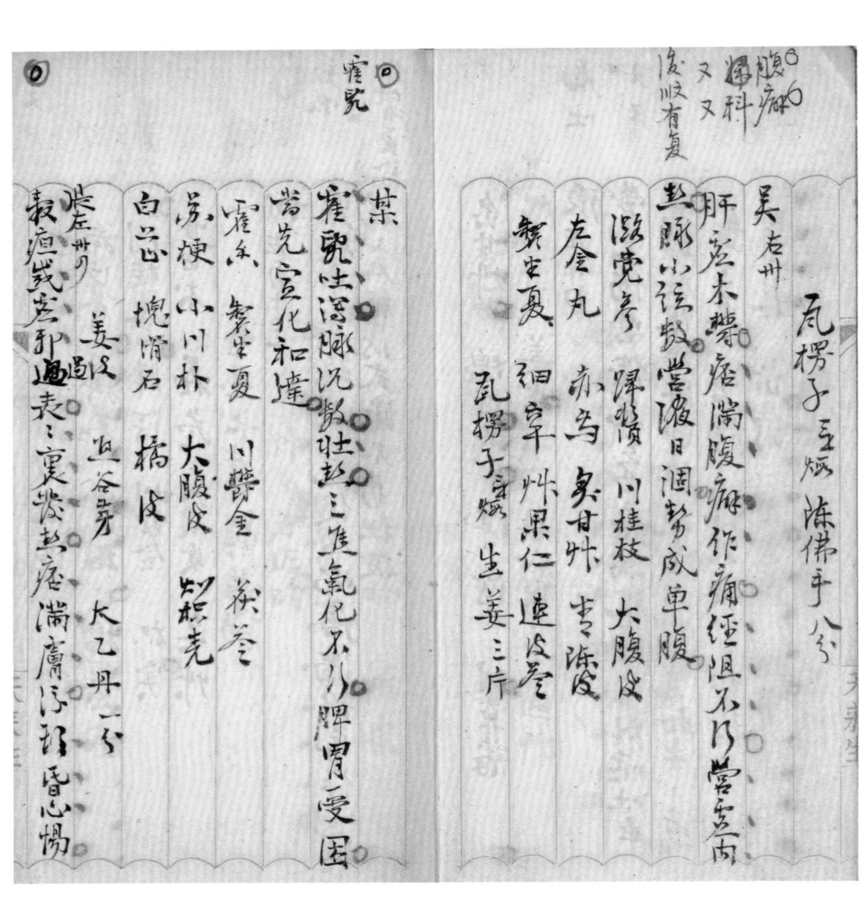

腹痛 肾科 又 又 後收有复

瓦楞子三钱 陈佛手八分

吴 右卅 肝气木郁，痞满腹胀作痛，经阻不行，营虚内热，脉小弦数，营液日涸，势成单腹

潞党参 归须 川桂枝 大腹皮

左金丸 赤芍 炙甘草 青陈皮

制半夏 细辛 草果仁 连皮苓

瓦楞子三钱 生姜三片

霍乱

某 霍乱吐泻，脉沉数，壮热，三焦气化不行，脾胃受困，当先宣化和达

藿香 制半夏 川郁金 茯苓

苏梗 小川朴 大腹皮 炒枳壳

白芷 块滑石 橘皮

姜皮 焦谷芽 太乙丹一分

张 左卅 寒热气郁遏，表之宣发热，痞满膺闷，昏心悸

瓦楞子三钱（煅） 陈佛手八分

吴右，卅

腹瘀妇科，又又，后三又有复。

肝虚木郁，痞满腹瘀作痛，经阻不行，营虚内热。脉小弦数。营液日涸，势成单腹。

潞党参 归须 川桂枝 大腹皮 左金丸 赤芍 炙甘草 青陈皮 制半夏 细辛 草果仁 连皮苓

瓦楞子三钱（煅） 生姜三斤

某

眉批：霍乱。

霍乱吐泻，脉沉数，壮热。三焦气化不行，脾胃受困。当先宣化和达。

霍[①]香 制半夏 川郁金 茯苓 苏梗 小川朴 大腹皮 炒枳壳 白芷 块滑石 橘皮

姜皮 焦谷芽 太乙丹一分

张左，卅四

眉批：又又。

谷疸感虚邪遏表，表里发热，痞满肤浮，头昏心惕。

① 霍：当作“藿”。

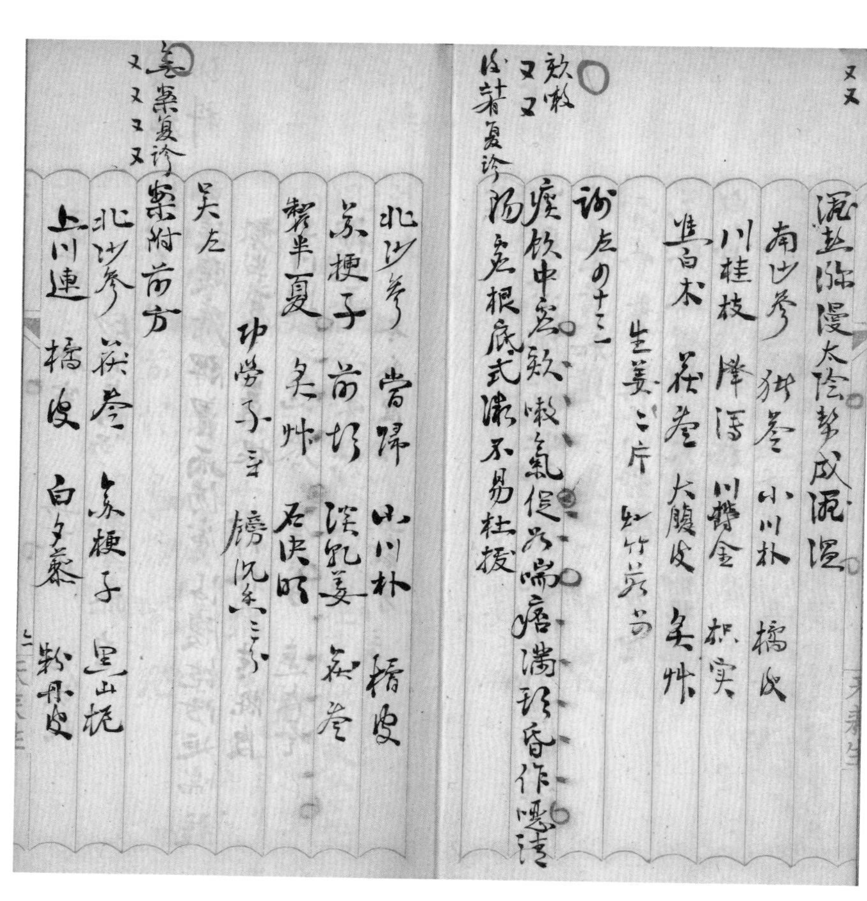

又又

湿热浸漫太阴势成泥泻
南沙参 猪苓 小川朴 橘皮
川桂枝 泽泻 川郁金 枳实
焦白术 茯苓 大腹皮 炙草
生姜二片 红竹茹节

咳嗽
又又
沈若复诊

沈左四十二
痰饮中宫，咳嗽气促为喘，痞满头昏作恶泛
湿邪根底甚深，不易杜拔

北沙参 当归 小川朴 橘皮
苏梗子 前胡 淡干姜 茯苓
制半夏 炙草 石决明
砂仁子三 镑沉香三分

吴案复诊
又又又又

吴左
案附前方
北沙参 茯苓 苏梗子 黑山栀
上川连 橘皮 白蒺藜 粉丹皮

湿热弥漫太阴，势成湿温。

南沙参　猪苓　小川朴　橘皮　川桂枝　泽泻　川郁金　枳实　焦白术　茯苓　大腹皮　炙草

生姜二片　炒竹茹一钱五分

谢左，四十三

眉批：咳嗽，又又，后十二有复诊。

痰饮中虚，咳嗽气促如喘，痞满头昏作恶。清阳虚根底式微，不易杜拔。

北沙参　当归　小川朴　橘皮　苏梗子　前胡　淡干姜　茯苓　制半夏　炙草　石决明

功劳子三钱　镑沉香三分

吴左

眉批：无案复诊，又又又又。

案附前方。

北沙参　茯苓　苏梗子　黑山栀　上川连　橘皮　白夕藜　粉丹皮

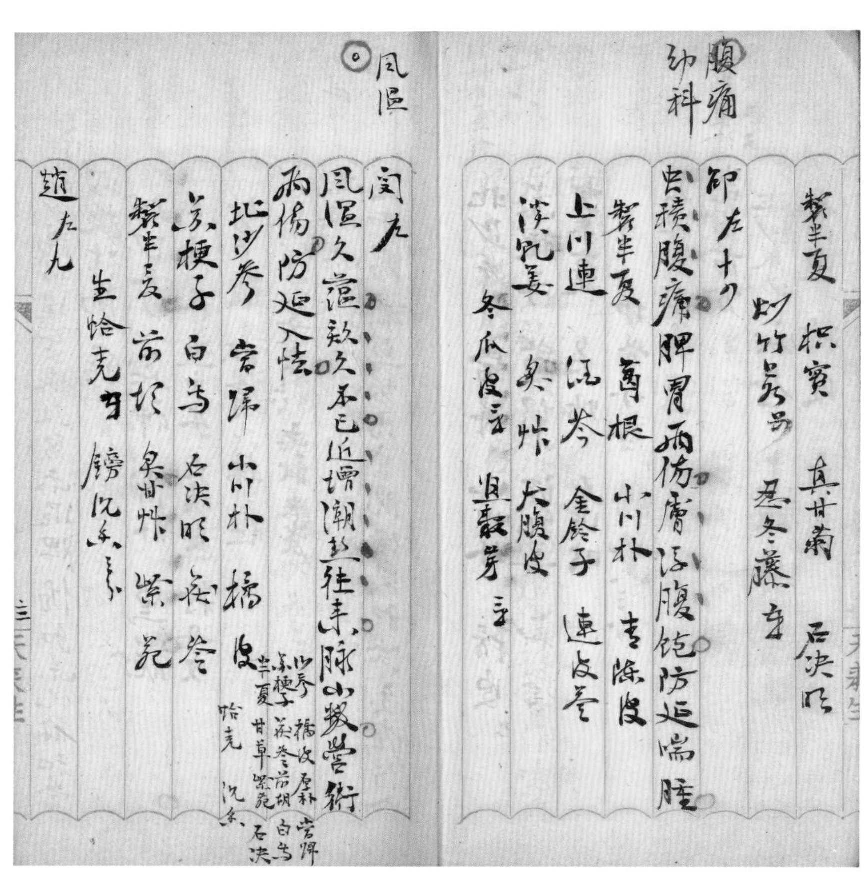

腹痛 卯科

制半夏 枳實 真甘菊 石決明

炒竹茹 忍冬藤

卯 左十九

虫積腹痛 脾胃兩傷 膚浮腹飽 防延喘脹

制半夏 葛根 川朴 青陳皮

上川連 茯苓 金鈴子 連皮苓

淡乾姜 炙草 大腹皮

冬瓜皮 生穀芽

風温

閔 左

風温久咳 致久不已 近增潮熱往來 脈小數 營衛兩傷 防延入怯

北沙參 當歸 川朴 橘皮

蘇梗子 白芍 石決明 茯苓

制半夏 前胡 炙甘草 紫菀

生蛤殼 沉香

沙參 當歸 橘皮 厚朴 蘇梗子 茯苓 前胡 白芍 半夏 甘草 紫菀 石決 蛤殼 沉香

趙 左九

制半夏　枳实　真甘菊　石决明

炒竹茹一钱五分　忍冬藤五钱

邵左，十四

眉批：腹痛，幼科。

虫积腹痛，脾胃两伤，肤浮腹饱。防延喘肿。

制半夏　葛根　小川朴　青陈皮　上川连　酒芩　金铃子　连皮苓　淡干姜　炙草　大腹皮

冬瓜皮三钱　焦谷芽三钱

闵左

眉批：风温。

风温久蕴，咳久不已，近增潮热，往来脉小数。营卫两伤，防延入怯。

北沙参　当归　小川朴　橘皮　苏梗子　白芍　石决明　茯苓　制半夏　前胡　炙甘草　紫菀

生蛤壳五钱　镑沉香三分

沙参　橘皮　厚朴　当归　苏梗子　茯苓　前胡　白芍　半夏　甘草　紫菀　石决　蛤壳　沉香

赵左，九

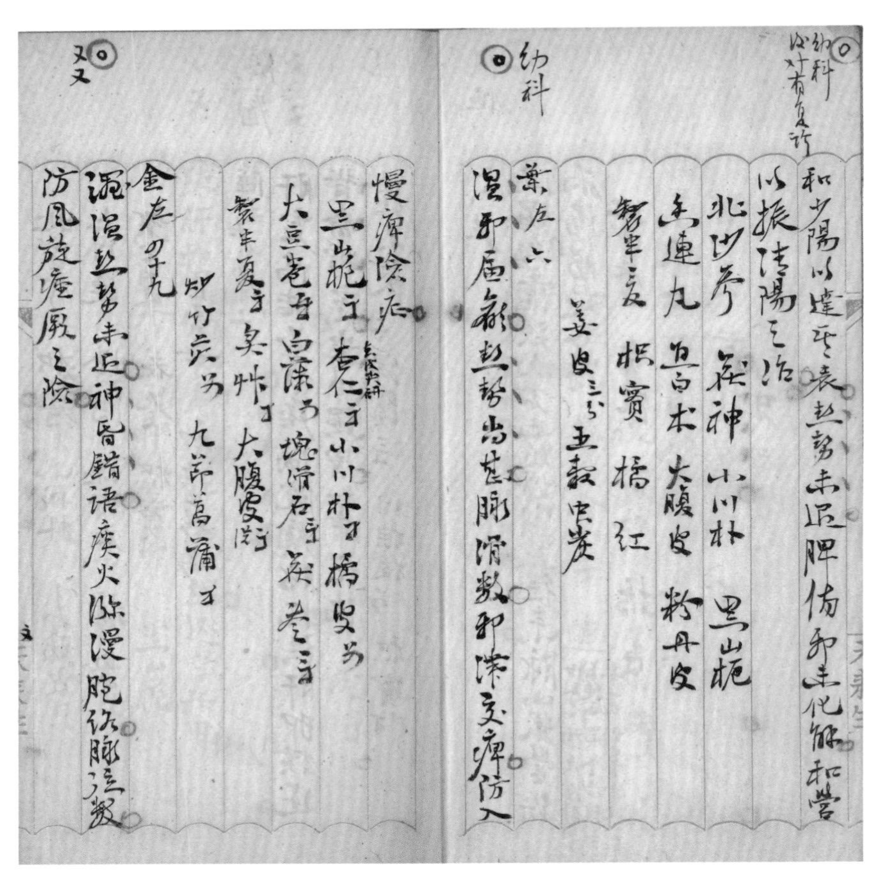

幼科
以下有復診

和少陽以達邪，表熱勢未退，脾傷邪未化解，和營以振清陽之治

北柴胡 茯神 小川朴 黑山梔
香連丸 焦白朮 大腹皮 粉丹皮
製半夏 枳實 橘紅
姜皮三分 五穀蟲炭

幼科

葉左 六

濕邪留戀，熱勢尚甚，脈滑數，邪滯交痹，防入

又

慢脾險症（[illegible]）

黑山梔三錢 杏仁三錢 小川朴一錢 橘皮七分
大豆卷四錢 白蔻五分 塊滑石三錢 茯苓三錢
製半夏三錢 吳萸一錢 大腹皮錢半
炒竹茹七分 九節菖蒲一錢

金左 四十九

濕溫熱勢未退，神昏譫語，痰火瀰漫，脘悶，脈滑數，防風動痙厥之險

眉批：幼科，后十又有复诊。

和少阳以达其表。热势未退，脾伤邪未化解，和营以振清阳之治。

北沙参　茯神　小川朴　黑山栀　香连丸　焦白术　大腹皮　粉丹皮　制半夏　枳实　橘红

姜皮三分　五谷虫炭

叶左，六

眉批：幼科。

温邪届候，热势尚甚，脉滑数。邪滞交痹，防入慢痹险症。

黑山栀二钱　杏仁（去皮尖研）二钱　小川朴一钱　橘皮一钱五分　大豆卷五钱　白薇一钱五分　块滑石三钱　茯苓三钱　制半夏三钱　炙草一钱　大腹皮二钱（洗）

炒竹炭一钱五分　九节菖蒲一钱

金左，四十九

眉批：又又。

湿温热势未退，神昏错语，痰火弥漫胞络，脉弦数。防风旋痉厥之险。

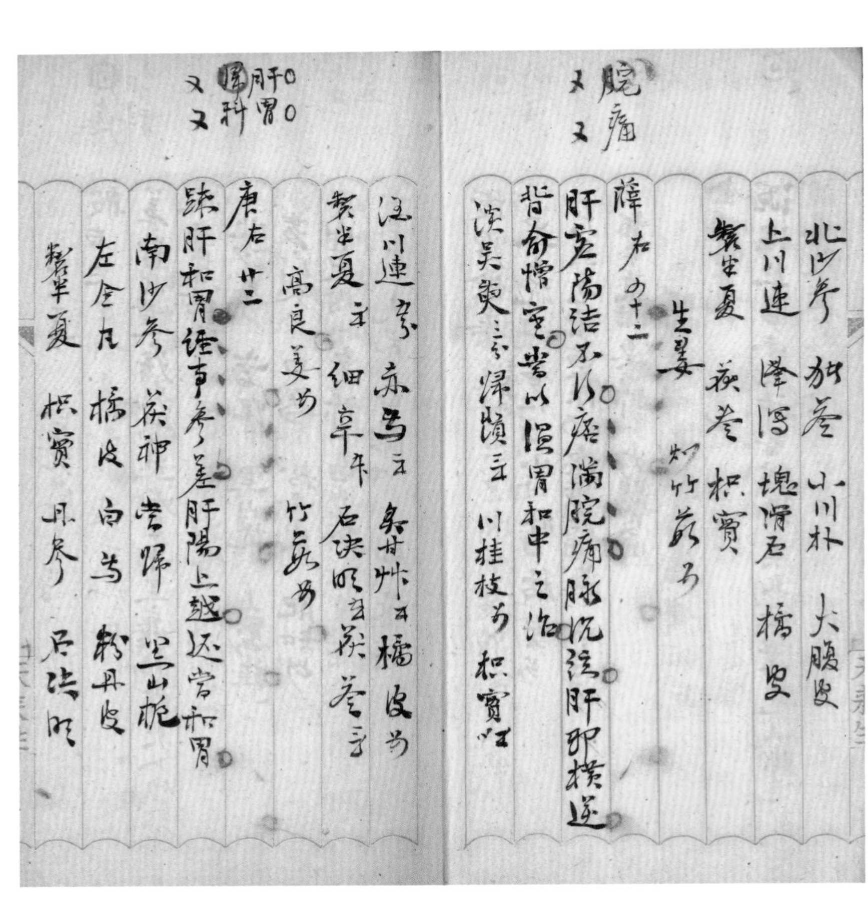

北沙参　猪苓　小川朴　大腹皮　上川连　泽泻　块滑石　橘皮　制半夏　茯苓　枳实

生姜　炒竹茹一钱五分

薛右，四十二

眉批：脘痛，又又。

肝虚阳结不行，痞满脘痛，脉沉弦。肝邪横逆，背俞憎寒。当以温胃和中之治。

淡吴萸三分　归须三钱　川桂枝一钱五分　枳实一钱　酒川连五分　赤芍二钱　炙甘草一钱　橘皮一钱五分　制半夏二钱　细辛五分　石决明五钱　茯苓三钱

高良姜一钱五分　竹茹一钱五分

唐右，廿二

眉批：肝胃，妇科，又又。

疏肝和胃，经事参差。肝阳上越，还当和胃。

南沙参　茯神　当归　黑山栀　左金丸　橘皮　白芍　粉丹皮　制半夏　枳实　丹参　石决明

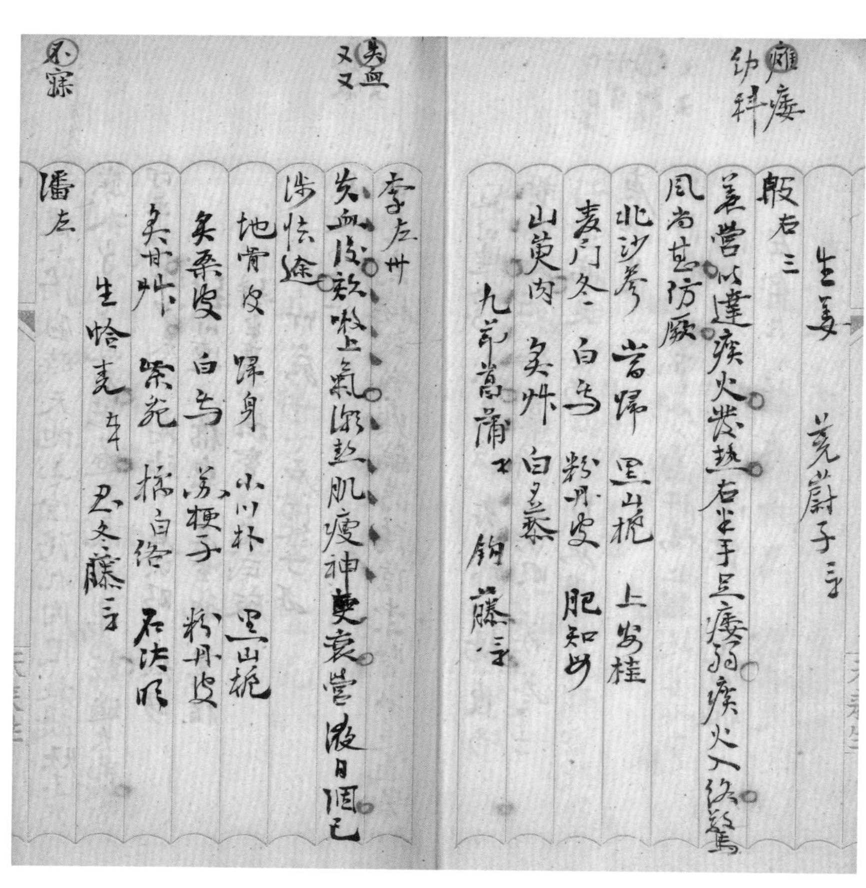

生姜　茺蔚子三钱

殷右，三

眉批：瘫痿，幼科。

养营以达痰火，发热，右半手足痿弱。痰火入络，惊风尚甚，防厥。

北沙参　当归　黑山栀　上安桂　麦门冬　白芍　粉丹皮　肥知母　山萸肉　炙草　白夕藜

九节菖蒲一钱　钩藤三钱

李左，卅

眉批：失血，又又。

失血后咳嗽上气，湿热肌瘦，神变衰，营液日涸，已涉怯途。

地骨皮　归身　小川朴　黑山栀　炙桑皮　白芍　苏梗子　粉丹皮　炙甘草　紫菀　橘白络　石决明

生蛤壳五钱　忍冬藤三钱

潘左

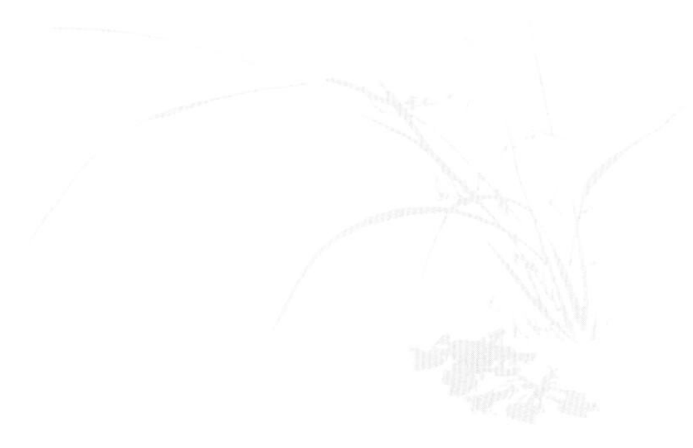

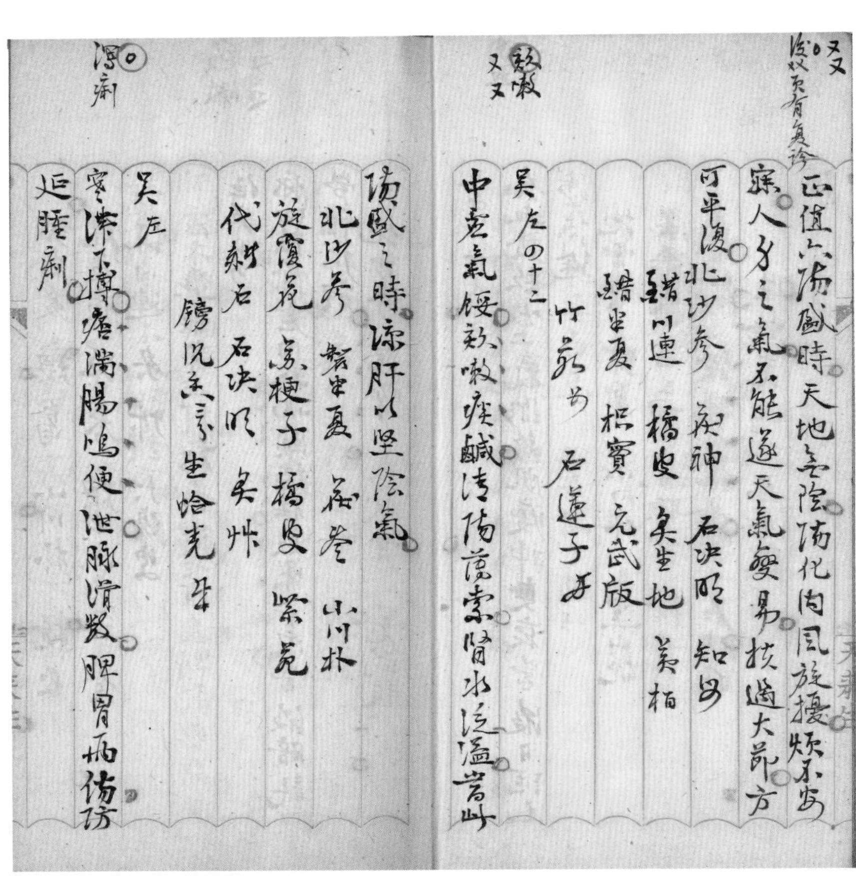

又 浚以來有復診

正值六陽盛時天地無陰陽化肉風旋擾煩不安

寐人身之氣不能遂天氣變易拔過大節方

可平復 北沙參 茯神 石決明 知母

生川連 橘皮 炙生地 黃柏

製半夏 枳實 元武版

竹茹 石蓮子

欬嗽 又又

吳左 四十二

中虛氣短欬嗽痰鹹清陽虛累腎水泛溢當此

陽盛之時涼肝以堅陰氣

北沙參 製半夏 茯苓 川朴

旋覆花 蘇梗子 橘皮 紫菀

代赭石 石決明 炙草

鎊沉香 生蛤殼 牛

瀉痢

吳左

寒滯下擾痞滿腸鳴便泄脈滑數脾胃兩傷

近腫痢

眉批：不寐，又又后又又页有复诊。

正值六阳盛时，天地无阴，阳化内风旋扰，烦不安寐。人身之气，不能遂天气变易，核过大节，方可平复。

北沙参　茯神　石决明　知母　醋川连　橘皮　炙生地　黄柏　醋半夏　枳实　元武版

竹茹一钱五分　石莲子一两

吴左，四十二

眉批：咳嗽，又又。

中虚气馁，咳嗽痰咸。清阳薄索，肾水泛溢。当此阳盛之时，凉肝以坚阴气。

北沙参　制半夏　茯苓　小川朴　旋覆花　苏梗子　橘皮　紫菀　代赭石　石决明　炙草

镑沉香三分　生蛤壳五钱

吴左

眉批：泻痢。

寒滞下搏，痞满肠鸣，便泄，脉滑数。脾胃两伤，防延肿痢。

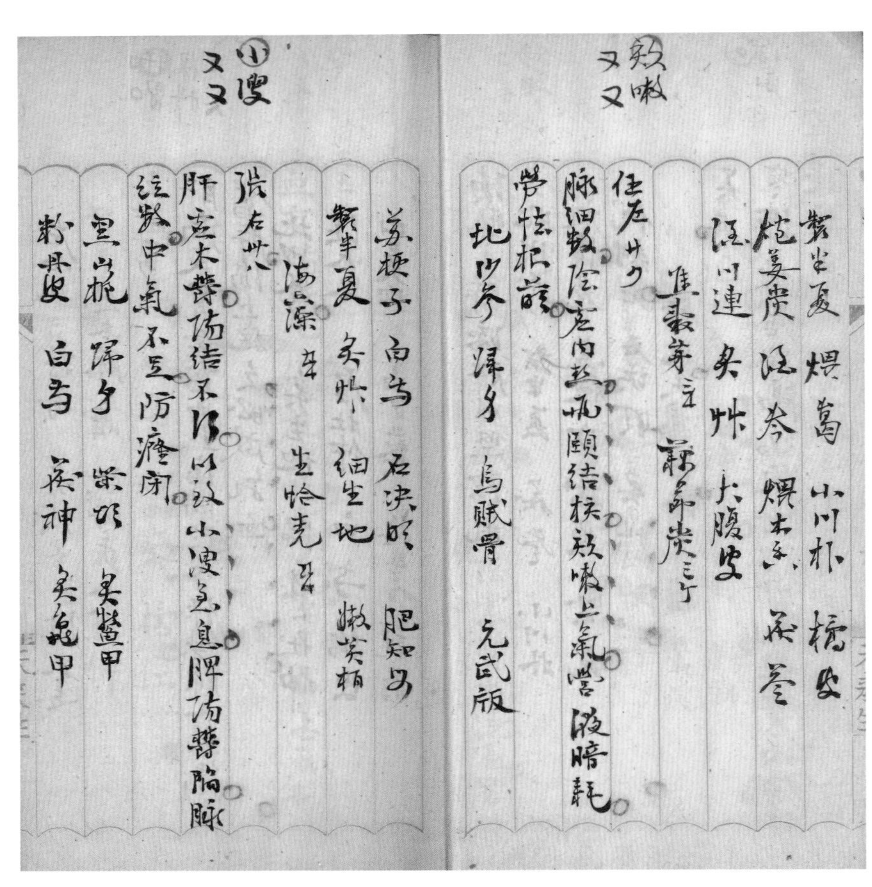

制半夏　煨葛　小川朴　橘皮　炮姜炭　酒芩　煨木香　茯苓　酒川连　炙草　大腹皮

焦谷芽三钱　藕节炭三个

任左，廿四

眉批：咳嗽。

脉细数，阴虚内热，两颐结核，咳嗽上气，营液暗耗，劳怯根萌。

北沙参　归身　乌贼骨　元武版　苏梗子　白芍　石决明　肥知母　制半夏　炙草　细生地　嫩黄柏

海藻五钱　生蛤壳五钱

张右，卅八

眉批：小溲，又又。

肝虚木郁，阳结不行，以致小溲急息。脾阳郁陷，脉弦数。中气不足，防癃闭。

黑山栀　归身　柴胡　炙鳖甲　粉丹皮　白芍　茯神　炙龟甲

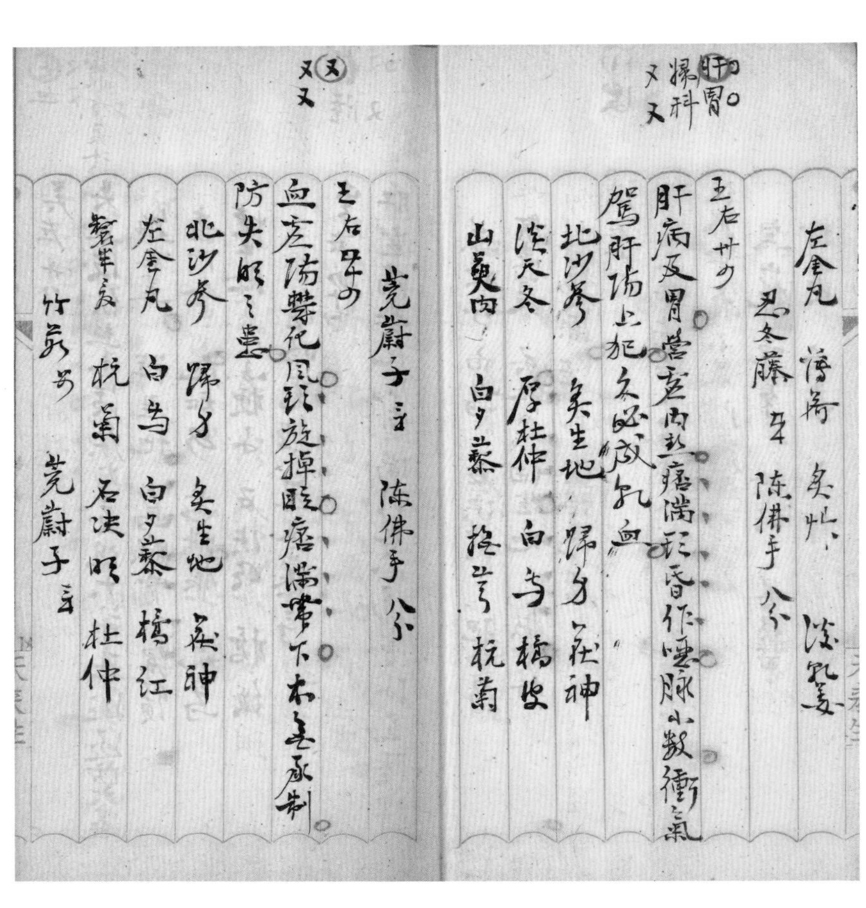

肝胃 婦科 又 又

左金丸 蒲荷 炙草 淡乾姜
忍冬藤 五分 陈佛手 八分
王右 廿四
肝病及胃 营虚内热 痞满 眩昏 作嘔 脉小数 衝之气
驾肝治以扼久必成气血
北沙参 炙生地 归身 茯神
淡天冬 厚杜仲 白芍 橘皮
山萸肉 白蒺藜 稽芎 杭菊

又 又 又

茺蔚子 三钱 陈佛手 八分
王右 廿四
血虚阳升 化风 眩旋 掉眩 痞满 带下 木乘土 承制
防失眠之患
北沙参 归身 炙生地 茯神
左金丸 白芍 白蒺藜 橘红
蚕半夏 杭菊 石决明 杜仲
竹茹 二钱 茺蔚子 三钱

左金丸　薄荷　炙草　淡干姜

忍冬藤五钱　陈佛手八分

王右，卅四

眉批：肝胃，妇科，又又。

肝病及胃，营虚内热，痞满，头昏作恶，脉小数。冲气驾肝阳上犯，久必成干血。

北沙参　炙生地　归身　茯神　淡天冬　厚杜仲　白芍　橘皮　山萸肉　白夕藜　抚芎　杭菊

茺蔚子三钱　陈佛手八分

王右，廿十四

眉批：又又又。

血虚阳郁化风，头旋掉眩，痞满带下，木无承制。防失明之患。

北沙参　归身　炙生地　茯神　左金丸　白芍　白夕藜　橘红　制半夏　杭菊　石决明　杜仲

竹茹一钱五分　茺蔚子三钱

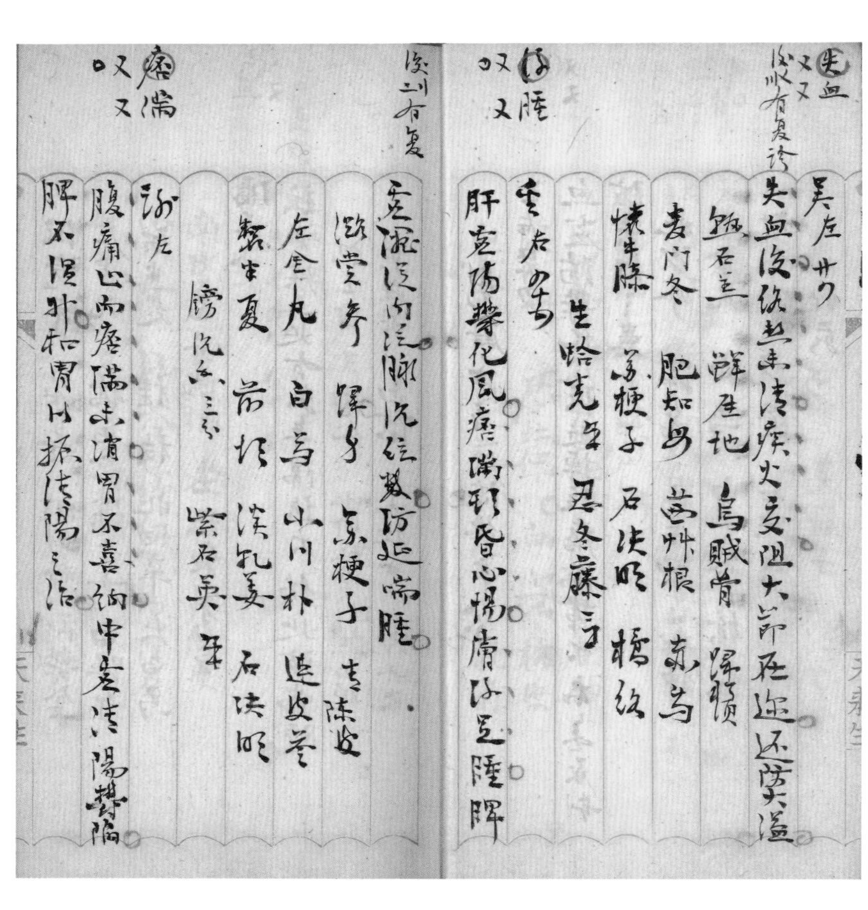

失血 又又 後以有复诊

吴左 廿ク

失血後体热未清痰火交阻大節在迩还防失溢

鉛石英 鲜生地 乌贼骨 归须

麦门冬 肥知母 茜草根 赤芍

怀牛膝 苏梗子 石决明 橘络

生蛤壳 钱 忍冬藤 三

腫 又 又

季右 四十

肝虚阳郁化风痞满头昏心悸肩冷足腫脾

後二到有复

虚湿内阻脉沉弦数防延喘腫

潞党参 归身 苏梗子 杏 陈皮

左金丸 白芍 川朴 连皮苓

制半夏 茯苓 淡干姜 石决明

磅沉香 三分 紫石英 钱

痞满 又 又

谢左

腹痛心嘈痞满未清胃不喜纳中虚清阳郁陷

脾不健升和胃以振清阳之治

吴左，廿四

眉批：失血，后三又有复诊。

失血后络热未清，痰火交阻，大节在迩。还防火溢。

熟石膏　鲜生地　乌贼骨　归须　麦门冬　肥知母　茜草根　赤芍　怀牛膝　苏梗子　石决明　橘络

生蛤壳五钱　忍冬藤三钱

金右，四十五

眉批：浮肿，后二刂有复。

肝虚阳郁化风，痞满头昏心惕，肤浮足肿，脾虚湿从内泛，脉沉弦数。防延喘肿。

潞党参　归身　苏梗子　青陈皮　左金丸　白芍　小川朴　连皮苓　制半夏　前胡　淡干姜　石决明

镑沉香三分　紫石英五钱

谢左

眉批：痞满，又又。

腹痛止而痞满未消，胃不喜纳。中虚清阳郁陷，脾不温升，和胃以振清阳之治。

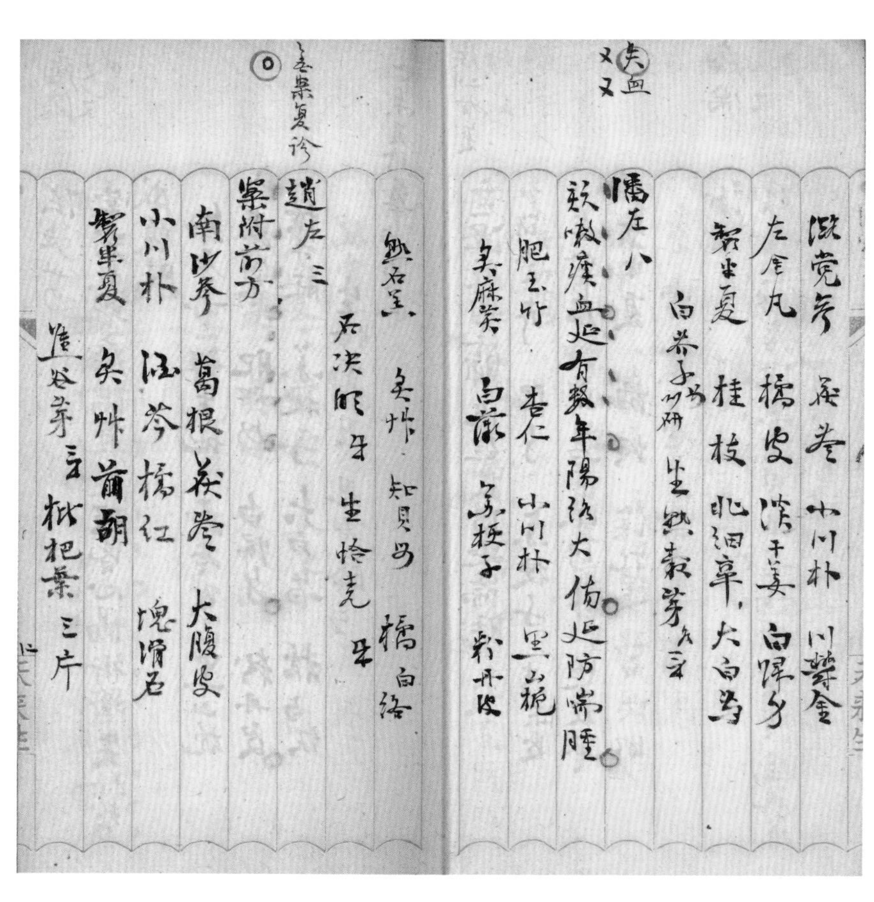

失血
又又

淡党参 茯苓 小川朴 川郁金
左金丸 橘皮 淡干姜 白归身
制半夏 桂枝 北细辛 大白芍
白芥子炒研 生熟谷芽各三钱

潘左 八
咳嗽痰血，延有数年，阳络大伤，延防喘肿
肥玉竹 杏仁 小川朴 黑山栀
炙麻黄 白前 [illegible]子 粉丹皮

◎ 王案复诊
熟石膏 炙竹 知贝母 橘白络
石决明 生蛤壳

趙左 三
案附前方
南沙参 葛根 茯苓 大腹皮
小川朴 淡黄芩 橘红 块滑石
制半夏 炙竹 前胡
陈谷芽三钱 枇杷叶三片

路党参　茯苓　小川朴　川郁金　左金丸　橘皮　淡干姜　白归身　制半夏　桂枝　北细辛　大白芍

白芥子一钱五分（炒研）　生熟谷芽各三钱

潘左，八

眉批：失血，又又。

咳嗽痰血，延有数年，阳络大伤，延防喘肿。

肥玉竹　杏仁　小川朴　黑山栀　炙麻黄　白薇　苏梗子　粉丹皮　熟石膏　炙草　知贝母　橘白络

石决明五钱　生蛤壳五钱

赵左，三

眉批：无案复诊。

案附前方。

南沙参　葛根　茯苓　大腹皮　小川朴　酒芩　橘红　块滑石　制半夏　炙草　前胡

焦谷芽三钱　枇杷叶三片

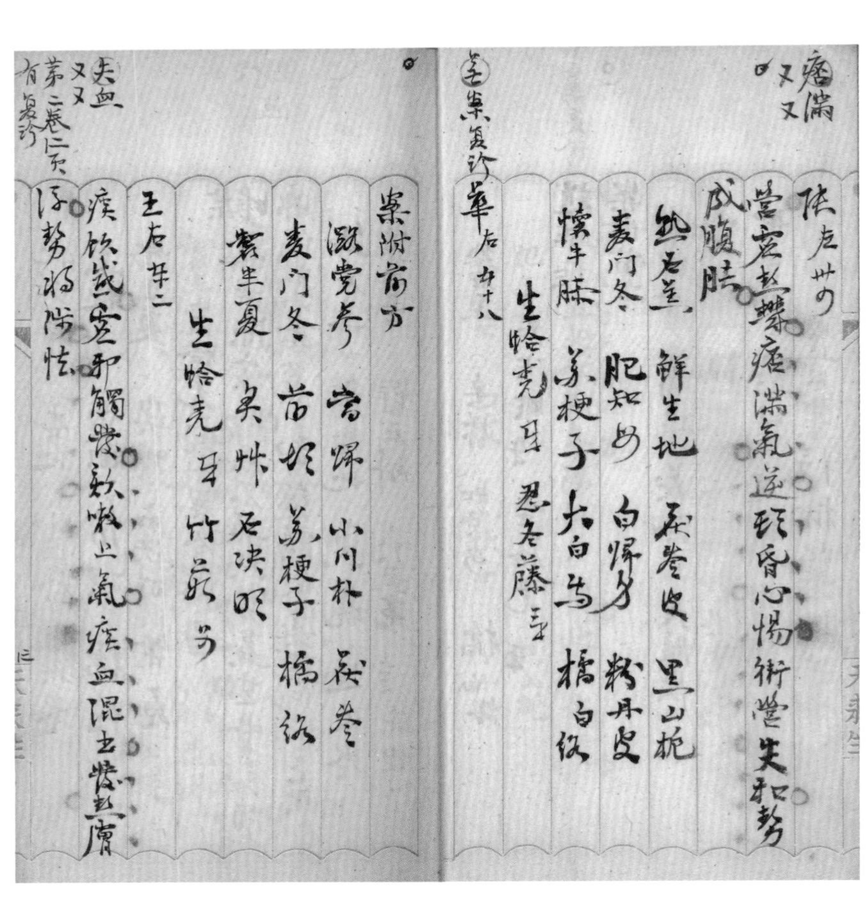

痞满 又又

陆左 廿四

营虚热蕴 痞满气逆 头昏心惕 冲营失和 势成腹胀

熟石[illegible] 鲜生地 茯苓皮 黑山栀

麦门冬 肥知母 白归身 粉丹皮

怀牛膝 苏梗子 大白芍 橘白络

生蛤壳 [illegible] 忍冬藤 [illegible]

又案复诊

华右 廿八

案附前方

潞党参 当归 小川朴 茯苓

麦门冬 前胡 苏梗子 橘络

制半夏 炙草 石决明

生蛤壳 [illegible] 竹茹 [illegible]

失血 又又 第二卷仁字 有复诊

王右 廿二

痰饮热虚 邪触发嗽 嗽止气痞 血泥未发热虚

但势将陈怯

张左，卅四

眉批：痞满。

营虚热郁，痞满气逆，头昏心惕，卫营失和，势成腹胀。

熟石膏　鲜生地　茯苓皮　黑山栀　麦门冬　肥知母　白归身　粉丹皮　怀牛膝　苏梗子　大白芍　橘白络

生蛤壳五钱　忍冬藤三钱

华右，五十八

眉批：无案复诊。

案附前方。

潞党参　当归　小川朴　茯苓　麦门冬　前胡　苏梗子　橘络　制半夏　炙草　石决明

生蛤壳五钱　竹茹一钱五分

王右，五十二

眉批：失血，第二卷二页有复诊。

痰饮感虚邪触发，咳嗽上气，痰血混出，发热肤凉。势将涉怯。

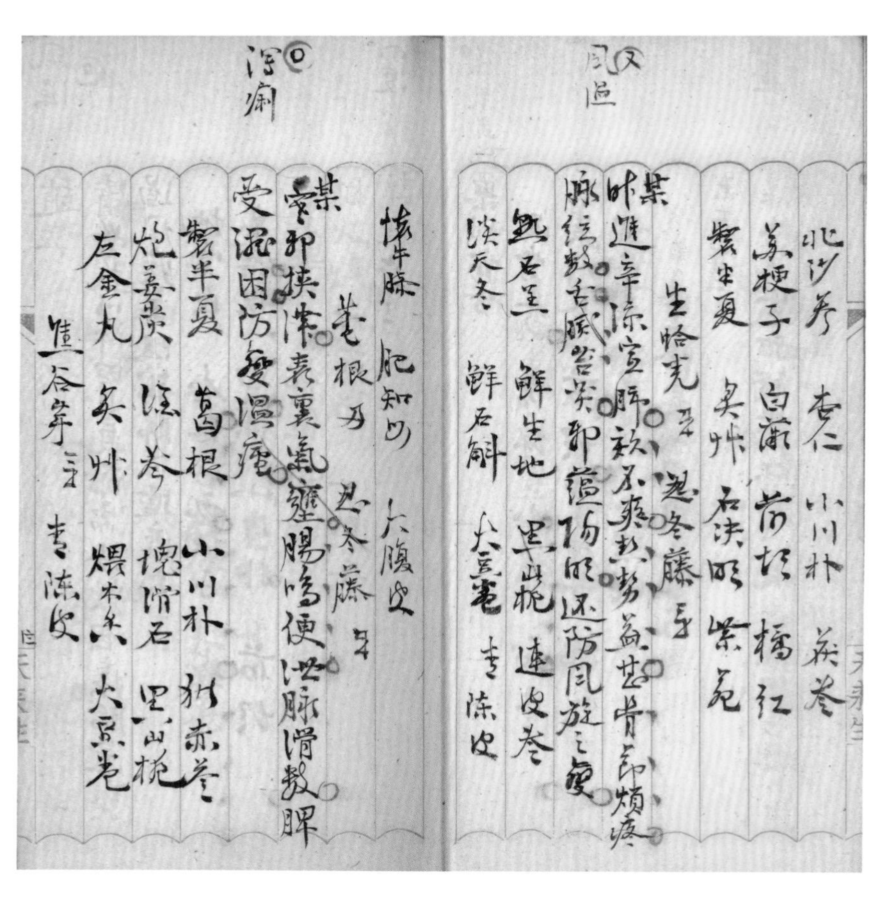

北沙参　杏仁　小川朴　茯苓　苏梗子　白薇　前胡　橘红　制半夏　炙草　石决明　紫菀

生蛤壳五钱　忍冬藤三钱

某

眉批：又，风温。

昨进辛凉宣肺，咳不爽，热势益甚，骨节烦疼，脉弦数，舌腻苔黄。邪蕴阳明，还防风旋之变。

熟石膏　鲜生地　黑山栀　连皮苓　淡天冬　鲜石斛　大豆卷　青陈皮　怀牛膝　肥知母　大腹皮

茅根一两　忍冬藤五钱

某

眉批：泻痢。

寒邪挟滞，表里气壅，肠鸣便泄，脉滑数。脾受湿困，防变温痉。

制半夏　葛根　小川朴　猪赤苓　炮姜炭　酒芩　块滑石　黑山栀　左金丸　炙草　煨木香　大豆卷

焦谷芽三钱　青陈皮

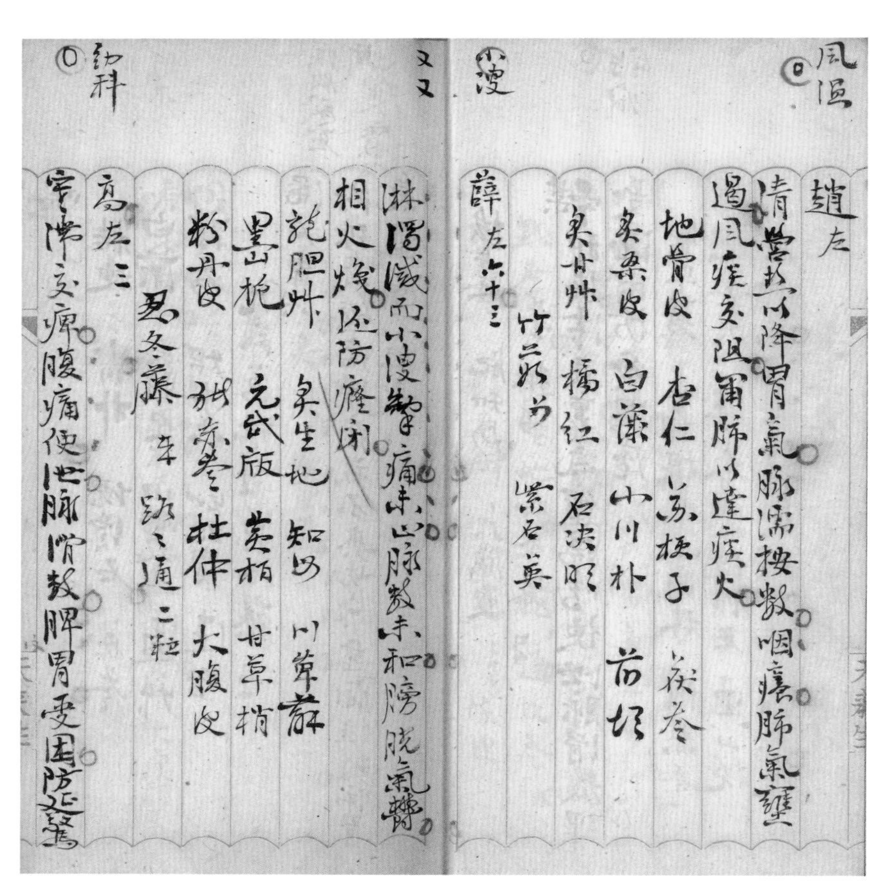

風温

趙 左

清營熱以降胃氣 脉濡按數 咽癢肺氣壅遏 風痰交阻 肅肺以達痰火

地骨皮 杏仁 蘇梗子 茯苓

炙桑皮 白薇 川朴 前胡

炙甘草 橘紅 石決明

竹茹 節 紫石英

小溲

薛 左 六十三

又 又

淋濁減而小溲掣痛未止 脉數未和 膀胱氣鬱 相火熾 仍防癃閉

龍膽草 炙生地 知母 川萆薢

黑山梔 元武版 黃柏 甘草梢

粉丹皮 赤茯苓 杜仲 大腹皮

忍冬藤 车 跡々通 二粒

幼科

高 左 三

寒滯交阻 腹痛便泄 脉濡數 脾胃受困 防延變

赵左

眉批：风温。

清营热以降胃气，脉濡按数，咽痒，肺气壅遏，风痰交阻。肃肺以达痰火。

地骨皮　杏仁　苏梗子　茯苓　炙桑皮　白薇　小川朴　前胡　炙甘草　橘红　石决明

竹茹一钱五分　紫石英

薛左，六十三

眉批：小溲，又又。

淋浊减而小溲掣痛未止，脉数未和。膀胱气郁，相火暖，还防癃闭。

龙胆草　炙生地　知母　川萆薢　黑山栀　元武版　黄柏　甘草梢　粉丹皮　猪赤苓　杜仲　大腹皮

忍冬藤五钱　路路通二粒

高左，三

眉批：幼科。

寒滞交痹，腹痛便泄，脉滑数。脾胃受困，防延惊

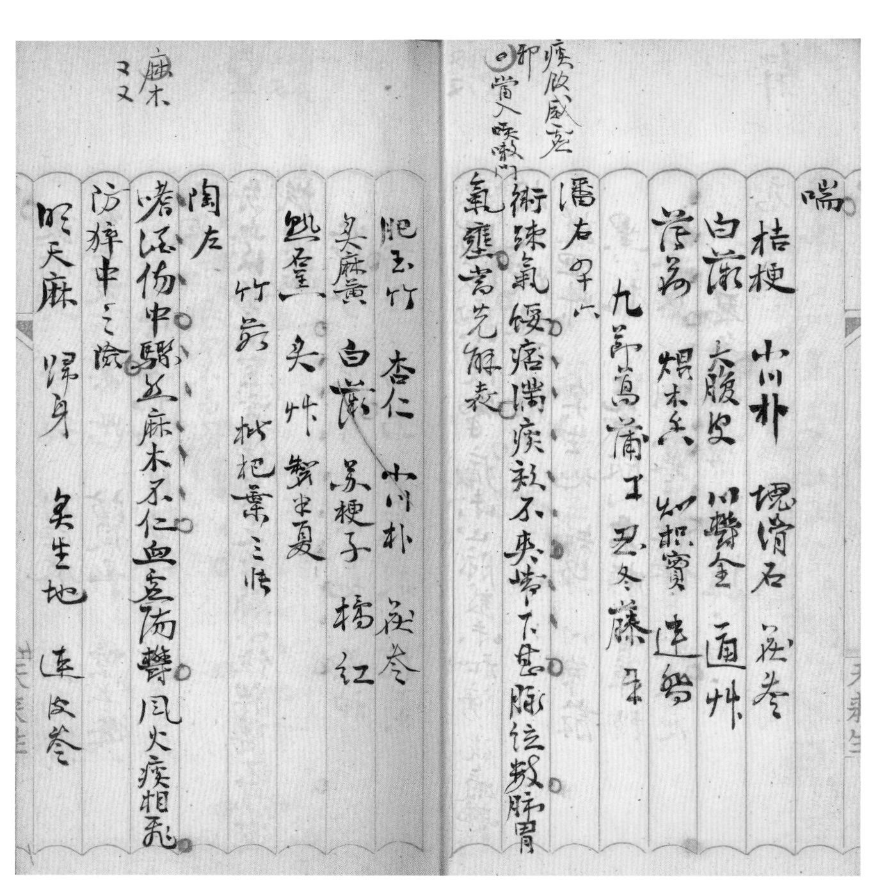

喘。

桔梗　小川朴　块滑石　茯苓　白薇　大腹皮　川郁金　通草　薄荷　煨木香　炒枳实　连翘

九节菖蒲一钱　忍冬藤五钱

潘右，四十六

眉批：痰饮感虚邪，当入咳嗽门。

卫疏气馁，痞满痰咳不爽，带下甚，脉弦数。肺胃气壅，当先解表。

肥玉竹　杏仁　小川朴　茯苓　炙麻黄　白薇　苏梗子　橘红　熟石膏　炙草　制半夏

竹茹　枇杷叶三张

陶左

眉批：麻木，又又。

嗜酒伤中，骤然麻木不仁。血虚阳郁，风火痰相飞，防猝中之险。

明天麻　归身　炙生地　连皮苓

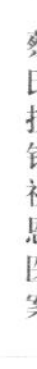

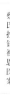

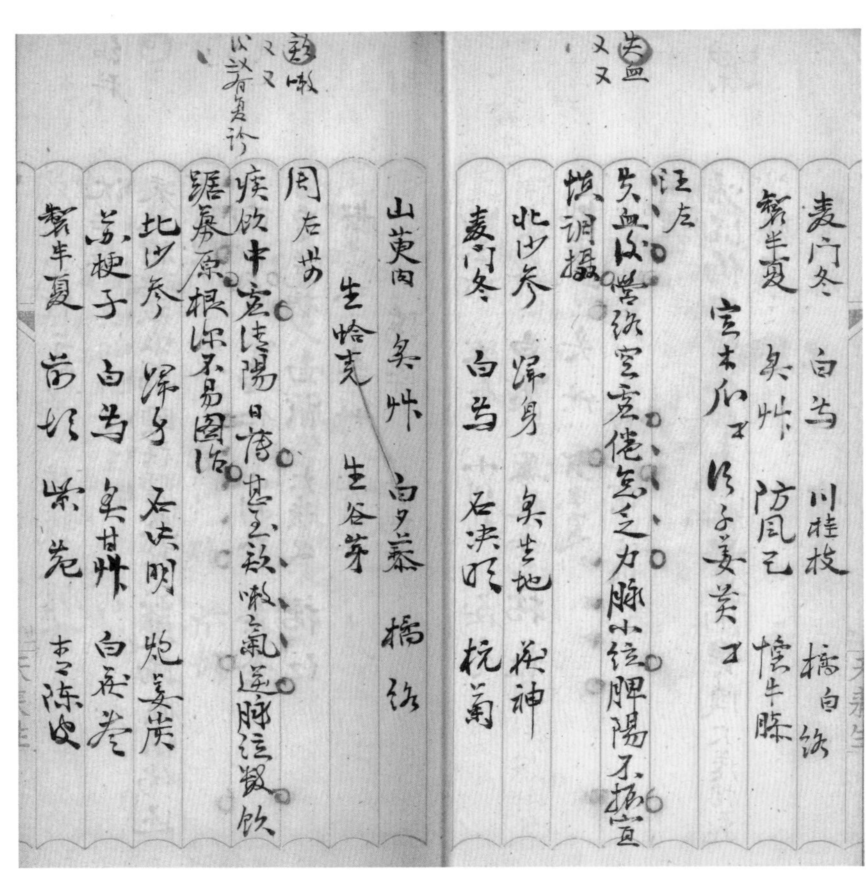

麦门冬　白芍　川桂枝　橘白络　制半夏　炙草　防风己　怀牛膝

宣木瓜一钱　明子姜黄一钱

汪左

眉批：失血，又又。

失血后营络空虚，倦怠乏力，脉小弦。脾阳不振，宣慎调摄。

北沙参　归身　炙生地　茯神　麦门冬　白芍　石决明　杭菊　山萸肉　炙草　白夕藜　橘络

生蛤壳　生谷芽

周右，卅四

眉批：咳嗽，又又，后三又有复诊。

痰饮中虚，清阳日薄，甚至咳嗽气逆，脉弦数。饮踞募原，根深不易图治。

北沙参　归身　石决明　炮姜炭　苏梗子　白芍　炙甘草　白茯苓　制半夏　前胡　紫菀　青陈皮

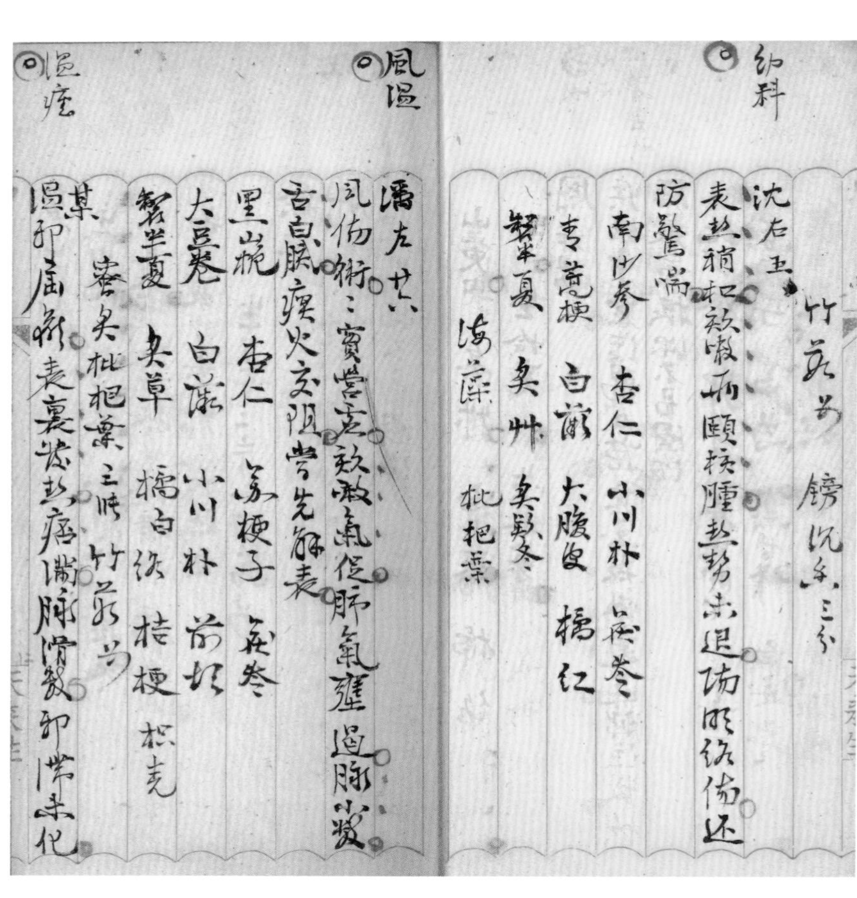

竹茹一钱五分　镑沉香三分

沈右，五

眉批：幼科。

表热稍和，咳嗽，两颐核肿，热势未退，阳明络伤。还防惊喘。

南沙参　杏仁　小川朴　茯苓　青蒿梗　白薇　大腹皮　橘红　制半夏　炙草　炙款冬

海藻　枇杷叶

潘左，廿六

眉批：风温。

风伤卫，卫实营虚，咳嗽气促，肺气壅遏，脉小数，舌白腻。痰火交阻，当先解表。

黑山栀　杏仁　苏梗子　茯苓　大豆卷　白薇　小川朴　前胡　制半夏　炙草　橘白络　桔梗　枳壳

蜜炙枇杷叶三张　竹茹一钱五分

某

眉批：温痉。

温邪届候，表里发热，痞满，脉滑数。邪滞未化，

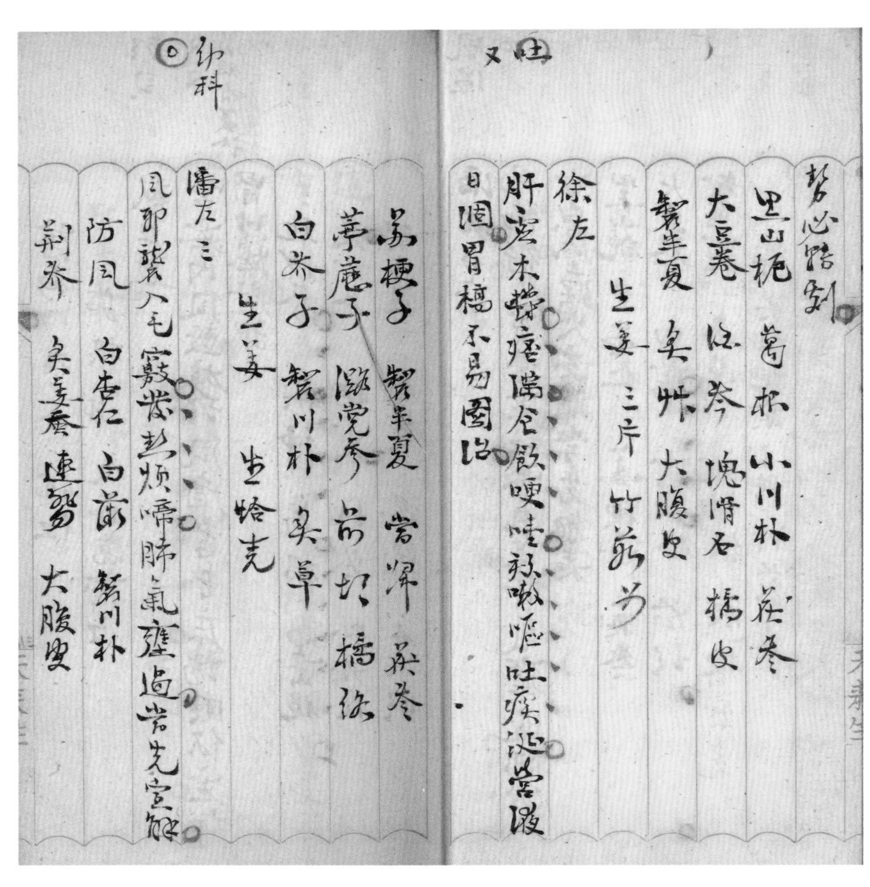

势必转剧。

黑山栀　葛根　小川朴　茯苓　大豆卷　酒芩　块滑石　橘皮　制半夏　炙草　大腹皮

生姜三片　竹茹一钱五分

徐左

眉批：吐，又。

肝虚木郁，痞满食饮哽噎，咳嗽呕吐痰涎。营液日涸，胃槁不易图治。

苏梗子　制半夏　当归　茯苓　葶苈子　路党参　前胡　橘络　白芥子　制川朴　炙草

生姜　生蛤壳

潘左，三

眉批：幼科。

风邪袭入毛窍，发热烦啼，肺气壅遏。当先宣解。

防风　白杏仁　白薇　制川朴　荆芥　炙姜蚕　连翘　大腹皮

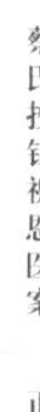

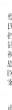

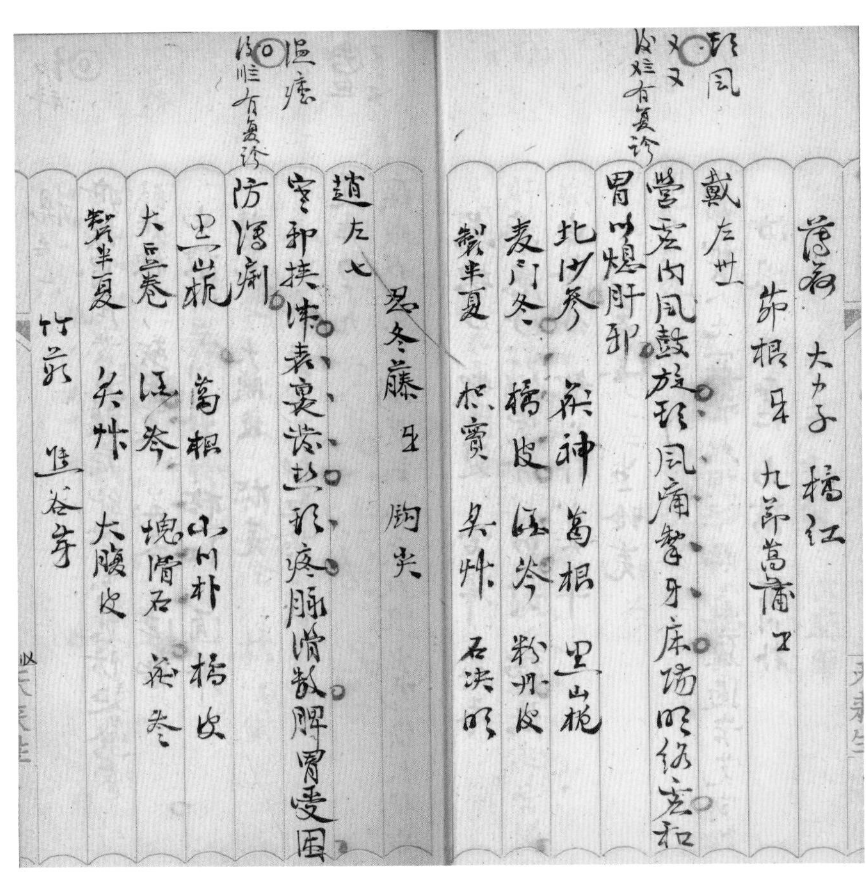

荷叶 大力子 橘红
茅根 五 九节菖蒲 五

肝风 又又 后注有复诊

戴 左廿
营虚内风鼓旋，肝风痛掣牙床，阳明络空，和胃以熄肝邪。
北沙参 茯神 葛根 黑山栀
麦门冬 橘皮 淡芩 粉丹皮
制半夏 枳实 甘草 石决明
忍冬藤 五 钩尖

温疟 后注有复诊

赵 左七
宜和扶清表里，暑热肝疟，脉滑数，脾胃受困，防温剂。
黑山栀 葛根 川朴 橘皮
大豆卷 淡芩 块滑石 茯苓
制半夏 甘草 大腹皮
竹茹 焦谷芽

薄荷　大力子　橘红

茆根[1]五钱　九节菖蒲一钱

戴左，卅一

眉批：头风，又又，后又三有复诊。

营虚内风鼓旋，头风痛掣牙床。阳明络虚，和胃以熄肝邪。

北沙参　茯神　葛根　黑山栀　麦门冬　橘皮　酒芩　粉丹皮　制半夏　枳实　炙草　石决明

忍冬藤五钱　钩尖

赵左，七

眉批：温痉，后川三有复诊。

寒邪挟滞，表里发热，头疼，脉滑数。脾胃受困，防泻痢。

黑山栀　葛根　小川朴　橘皮　大豆卷　酒芩　块滑石　茯苓　制半夏　炙草　大腹皮

竹茹　焦谷芽

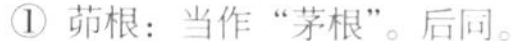

① 茆根：当作“茅根”。后同。

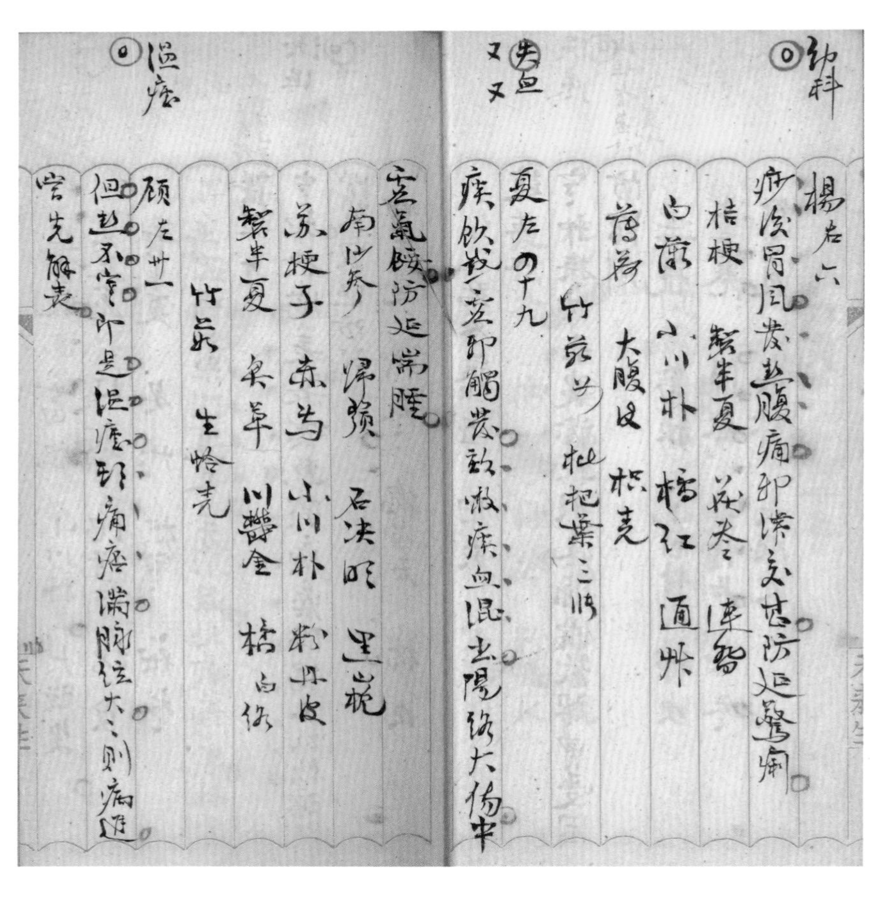

杨右，六

眉批：幼科。

痧后冒风，发热腹痛，邪滞交甚。防延惊痢。

桔梗　制半夏　茯苓　连翘　白薇　小川朴　橘红　通草　薄荷　大腹皮　枳壳

竹茹一钱五分　枇杷叶三张

夏左，四十九

眉批：失血，又又。

痰饮感虚邪触发，咳嗽痰血混出。阳络大伤，中虚气馁。防延喘肿。

南沙参　归须　石决明　黑山栀　苏梗子　赤芍　小川朴　粉丹皮　制半夏　炙草　川郁金　橘白络

竹茹　生蛤壳

顾左，卅一

眉批：温疟。

但热不寒，即是温疟，头痛痞满，脉弦大。大则病进，当先解表。

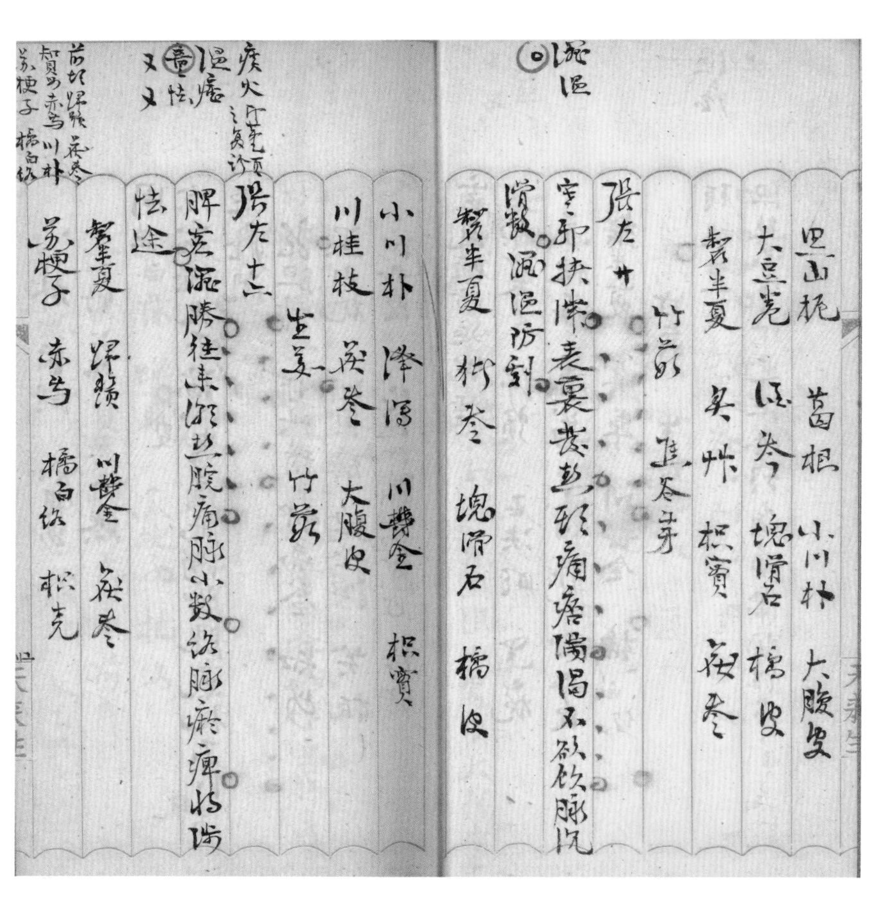

黑山栀　葛根　小川朴　大腹皮　大豆卷　酒芩　块滑石　橘皮　制半夏　炙草　枳实　茯苓

竹茹　焦谷芽

张左，廿

眉批：湿温。

寒邪挟滞，表里发热，头痛痞满，渴不欲饮，脉沉滑数。湿温防剧。

制半夏　猪苓　块滑石　橘皮　小川朴　泽泻　川郁金　枳实　川桂枝　茯苓　大腹皮

生姜　竹茹

张左，十六

眉批：痰火，温疟，童怯，又又，即第一页之复诊。

脾虚湿胜，往来瘀热脘痛，脉小数。络脉瘀痹，将涉怯途。

制半夏　归须　川郁金　茯苓　苏梗子　赤芍　橘白络　枳壳

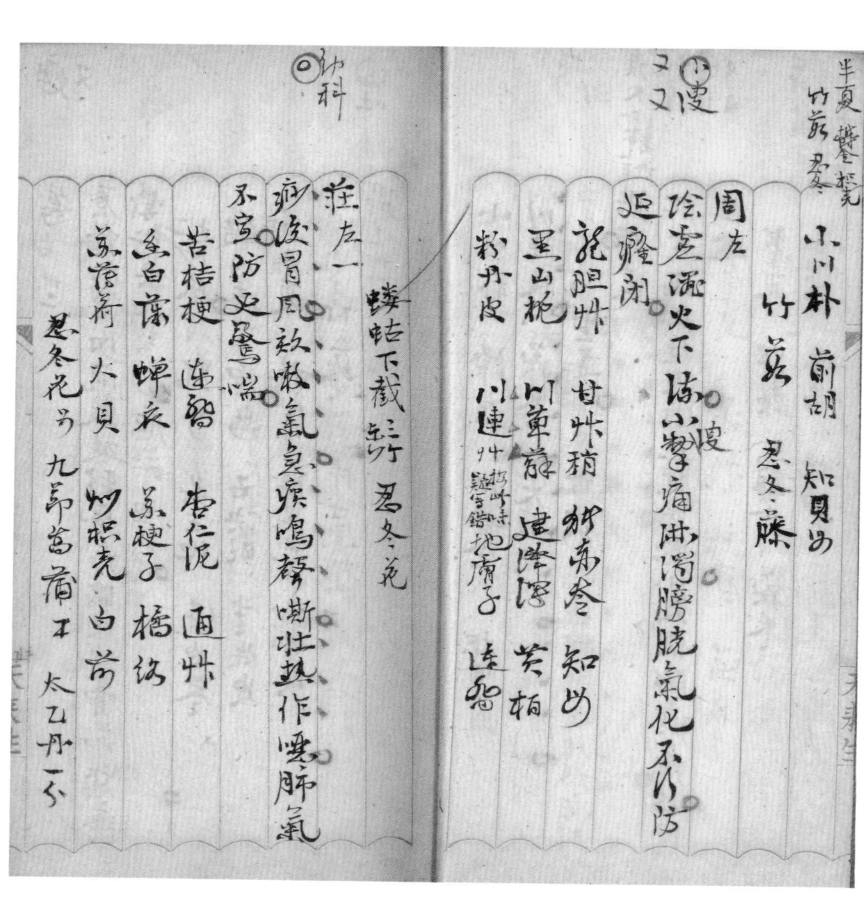

小川朴　前胡　知贝母

竹茹　忍冬藤

眉批：前胡、归须、茯苓、知贝母、赤芍、川朴、苏梗子、橘白络、半夏、郁金、枳壳、竹茹、忍冬。

周左

眉批：小溲，又又。

阴虚湿火下凉，小溲掣痛淋浊。膀胱气化不行，防延癃闭。

龙胆草　甘草稍[①]　猪赤苓　知母　黑山栀　川萆薢　建泽泻　黄柏　粉丹皮　川连草按：此味疑写错　地肤子　连翘

蝼蛄下截三个（米炒）　忍冬花

庄左，一

眉批：幼科。

痧后冒风，咳嗽气急，痰鸣声嘶，壮热作恶，肺气不宣。防延惊喘。

苦桔梗　连翘　杏仁泥　通草　香白叶　蝉衣　苏梗子　橘络　苏薄荷　大贝　炒枳壳　白前

忍冬花一钱五分　九节菖蒲一钱　太乙丹一分

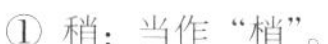

① 稍：当作“梢”。

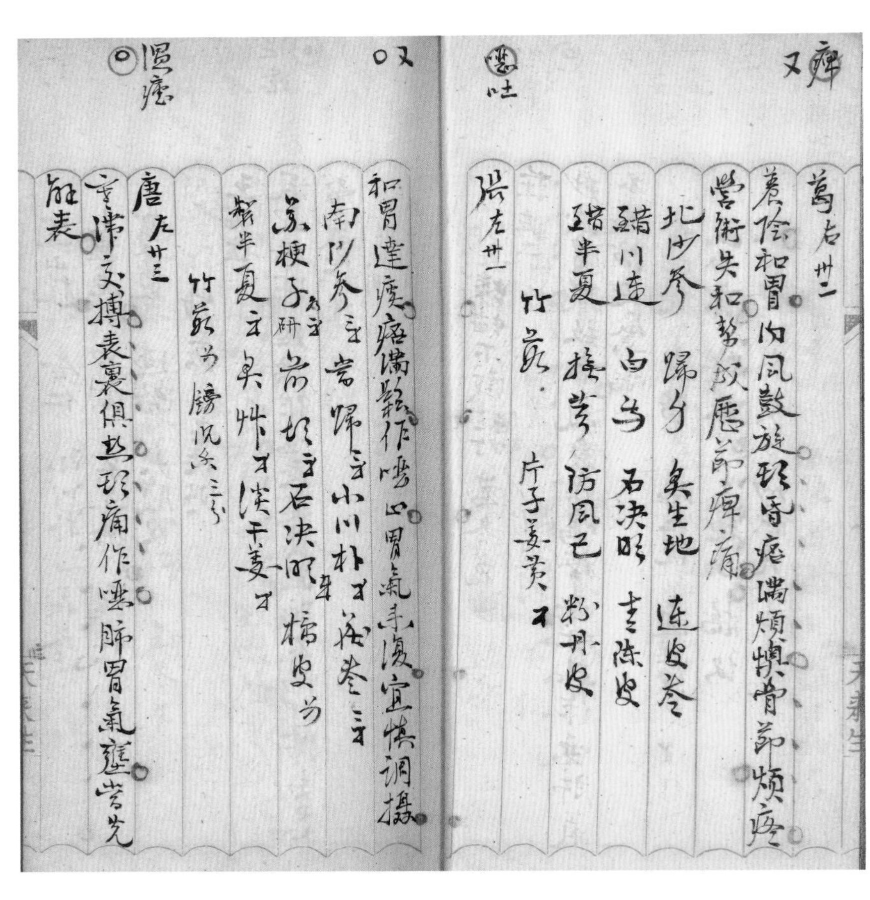

痺 又

嘔吐

葛 右廿二

養陰和胃 内風鼓旋 頭昏痞滿煩懊 骨節煩疼

營衛失和 致歷節痺痛

北沙參 歸身 炙生地 陳皮

酒炒川連 白芍 石決明 青陳皮

酒炒半夏 桂枝 防風己 粉丹皮

竹茹 片子姜黄

張 左廿一

又

瘧

和胃達痰 痞滿能作嘔 心胃氣未復 宜慎調攝

南沙參 當歸 小川朴 茯苓

蘇梗子 研 前胡 石決明 橘皮

製半夏 炙草 淡干姜

竹茹 錫沉

唐 左廿三

寒熱交搏 表裏俱熱 頭痛作嘔 肺胃氣逆 當先

解表

葛右，卅二

眉批：痹，又。

养阴和胃，内风鼓旋，头昏痞满，烦懊，骨节烦疼。营卫失和，势成历节痹痛。

北沙参　归身　炙生地　连皮苓　醋川连　白芍　石决明　青陈皮　醋半夏　抚芎　防风己　粉丹皮

竹茹　片子姜黄一钱

张左，卅一

眉批：恶吐，又。

和胃达痰，痞满松，作恶止。胃气未复，宜慎调摄。

南沙参三钱　当归三钱　小川朴一钱　茯苓三钱　苏梗子二钱（研）　前胡二钱　石决明五钱　橘皮一钱五分　制半夏二钱　炙草一钱　淡干姜一钱

竹茹一钱五分　镑沉香三分

唐左，廿三

眉批：温痉。

寒滞交搏，表里俱热，头痛作恶。肺胃气壅，当先解表。

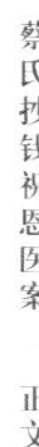

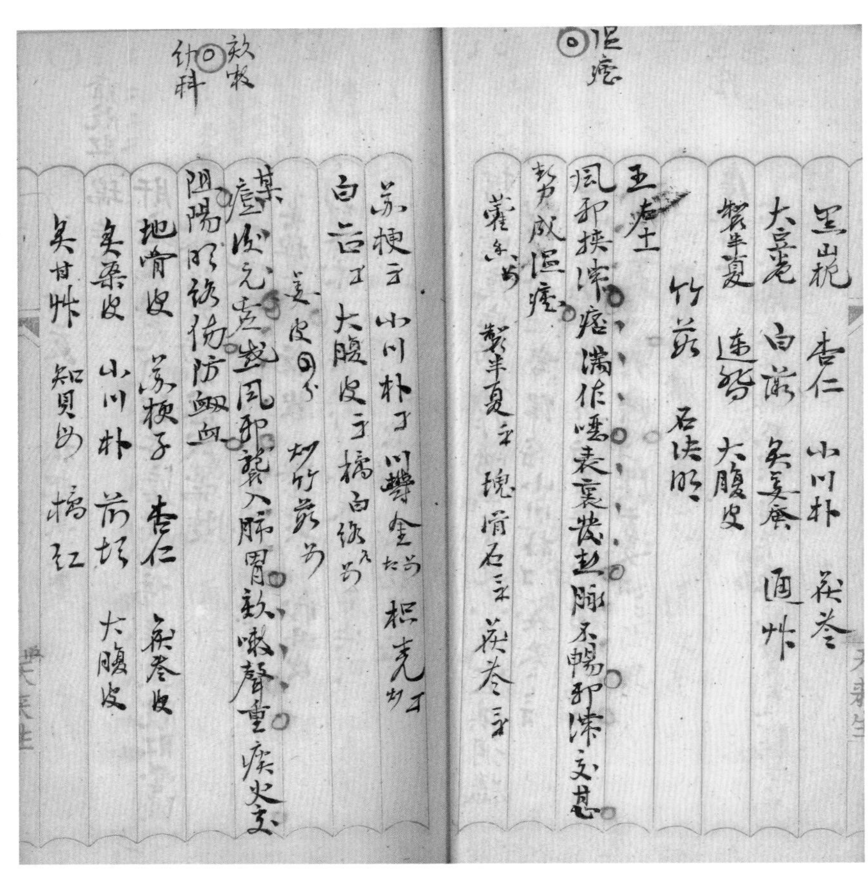

◎疟疾

黑山栀 杏仁 小川朴 茯苓
大豆卷 白蔻 吴茱萸 通草
製半夏 连翘 大腹皮
竹茹 石决明

王右 风邪挟滞，疟满作呕，表里发热，腑不畅，邪滞交患，势成温疟。
藿梗钱半 製半夏钱半 块滑石三钱 茯苓三钱

◎幼科 咳嗽

苏梗钱 小川朴钱 川郁金钱五分 枳壳炒钱
白芍钱 大腹皮钱 橘白络各钱五分
姜皮四分 炒竹茹钱半

某 虚寒元虚，感风邪袭入肺胃，咳嗽声重，痰火交，阴阳明络伤，防衄血。
地骨皮 苏梗子 杏仁 茯苓皮
炙桑皮 小川朴 前胡 大腹皮
炙甘草 知贝母 橘红

黑山栀　杏仁　小川朴　茯苓　大豆卷　白薇　炙姜蚕　通草　制半夏　连翘　大腹皮

竹茹　石决明

王右，十一

眉批：温痉。

风邪挟滞，痞满作恶，表里发热，脉不畅。邪滞交甚，势成温痉。

藿香一钱五分　制半夏二钱　块滑石三钱　茯苓三钱　苏梗二钱　小川朴一钱　川郁金一钱五分（炒）　枳壳一钱（炒）　白芷一钱　大腹皮二钱　橘白络各一钱五分

姜皮四分　炒竹茹一钱五分

某

眉批：咳嗽，幼科。

痘后元虚，感风邪袭入肺胃，咳嗽声重，痰火交阻。阳明络伤，防衄血。

地骨皮　苏梗子　杏仁　茯苓皮　炙桑皮　小川朴　前胡　大腹皮　炙甘草　知贝母　橘红

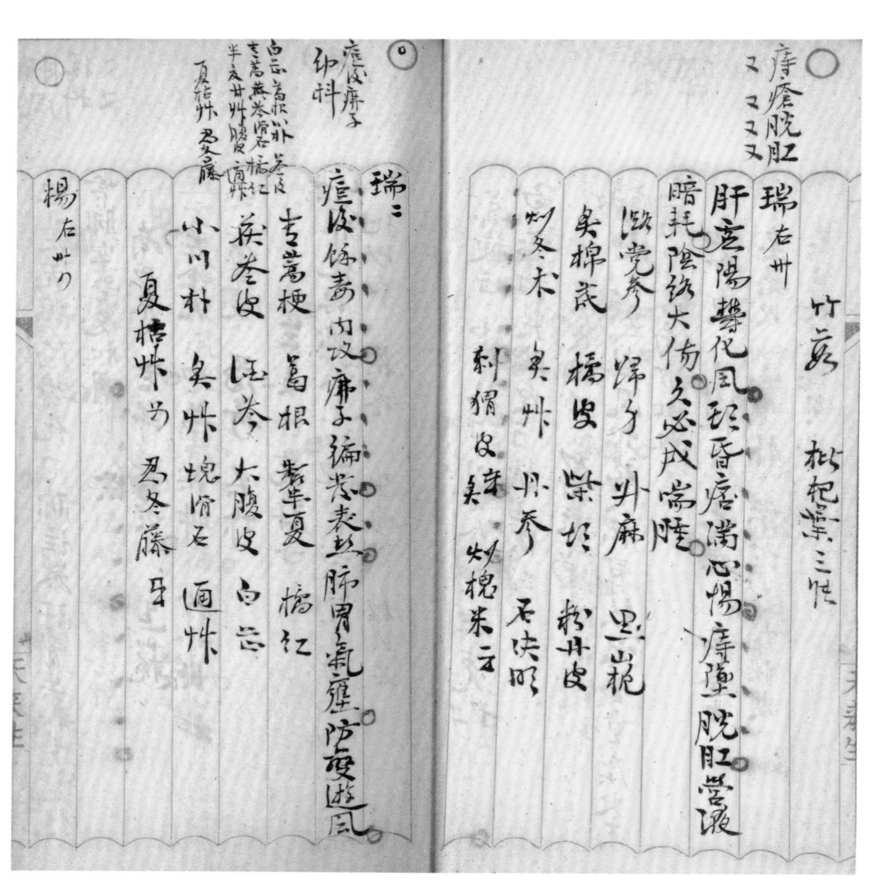
痔瘡脫肛 又又又又

瑞 右卅

肝虛陽擾化風頭昏痞滿心惕痔墜脫肛營液暗耗陰絡大傷久必成喘脹

潞黨參　歸身　升麻　黑山梔

炙棉芪　橘皮　柴胡　粉丹皮

炒冬朮　炙草　丹參　石決明

刺猬皮炙　炒槐米二錢

竹茹　枇杷葉三片

痘後痲子 卯料

白芷 葛根 川朴 茯苓皮 青蒿 燕苓 滑石 橘紅 半夏 甘草 腹皮 通草 夏枯草 忍冬藤

瑞二

痘後餘毒內攻痲子遍發表熱肺胃氣壅防變遊風

青蒿梗　葛根　紫半夏　橘紅

茯苓皮　赤苓　大腹皮　白芷

小川朴　炙草　塊滑石　通草

夏枯草　忍冬藤

楊 右廿

竹茹　枇杷叶三张

瑞右，卅

眉批：痔疮，脱肛，又又又又。

肝虚阳郁化风，头昏痞满心惕，痔坠脱肛。营液暗耗，阴络大伤，久必成喘肿。

潞党参　归身　升麻　黑山栀　炙棉芪　橘皮　柴胡　粉丹皮　炒冬术　炙草　丹参　石决明

刺猬皮五钱（炙）　炒槐米二钱

瑞，二

眉批：痘后痱子，幼科。

痘后余毒内攻，痱子遍发。表热，肺胃气壅，防变游风。

青蒿梗　葛根　制半夏　橘红　茯苓皮　酒芩　大腹皮　白芷　小川朴　炙草　块滑石　通草

夏枯草一钱五分　忍冬藤五钱

眉批：白芷、葛根、川朴、苓皮、青蒿、黄芩、滑石、橘红、半夏、甘草、腹皮、通草。

夏枯草　忍冬藤

杨右，卅四

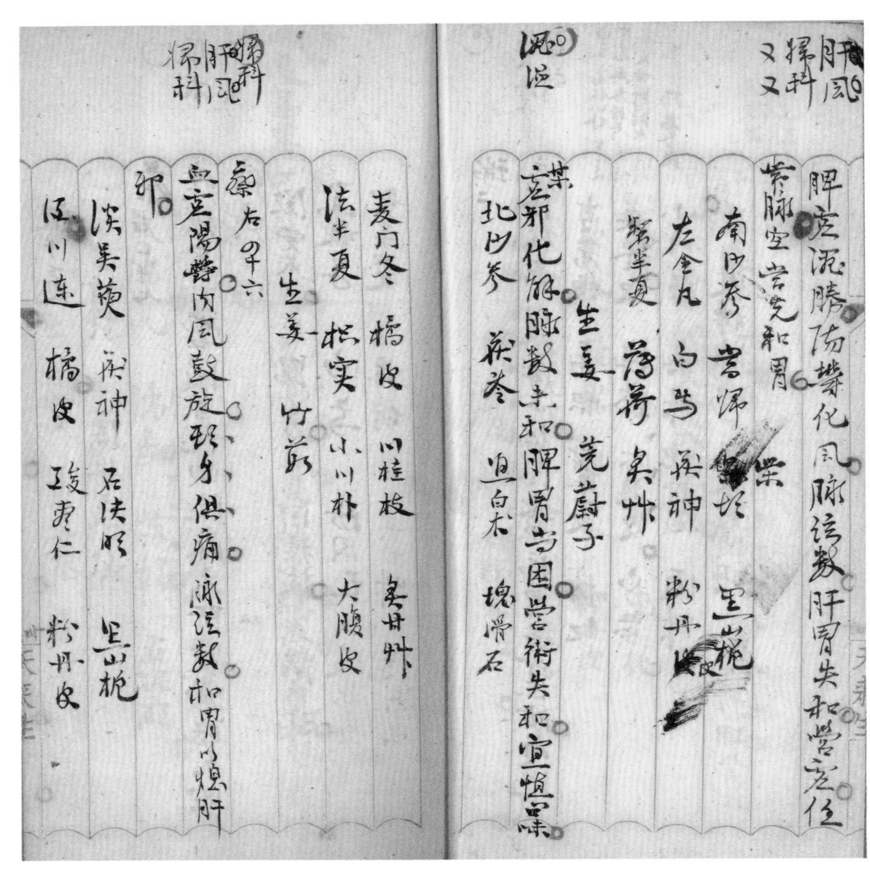

肝风　妇科　又

泄泻

脾虚泄泻，防带化风，脉弦数，肝胃失和，营虚[illegible]

营脉空，营虚，和胃。柴

南沙参　当归　[illegible]　黑山栀

左金丸　白芍　茯神　粉丹皮

制半夏　薄荷　炙草

生姜　茺蔚子

虚邪化解，脉数未和，脾胃尚困，营卫失和，宜健[illegible]

北沙参　茯苓　米白术　块滑石

妇科　肝风　妇科

麦门冬　橘皮　川桂枝　炙甘草

法半夏　枳实　小川朴　大腹皮

生姜　竹茹

秦右　四十六

血虚阳亢，内风鼓旋，胁身俱痛，脉弦数，和胃以熄肝。

淡吴萸　茯神　石决明　黑山栀

川楝　橘皮　酸枣仁　粉丹皮

眉批：肝风，妇科，又又。

脾虚湿胜，阳郁化风，脉弦数。肝胃失和，营虚。任带脉空，当先和胃。

南沙参　当归　柴胡　黑山栀　左金丸　白芍　茯神　粉丹皮　制半夏　薄荷　炙草

生姜　茺蔚子

某

眉批：湿温。

虚邪化解，脉数未和，脾胃尚困。营卫失和，宜慎口味。

北沙参　茯苓　焦白术　块滑石　麦门冬　橘皮　川桂枝　炙甘草　法半夏　枳实　小川朴　大腹皮

生姜　竹茹

蔡右，四十六

眉批：肝风，妇科。

血虚阳郁，内风鼓旋，头身俱痛，脉弦数。和胃以熄肝邪。

淡吴萸　茯神　石决明　黑山栀　酒川连　橘皮　酸枣仁　粉丹皮

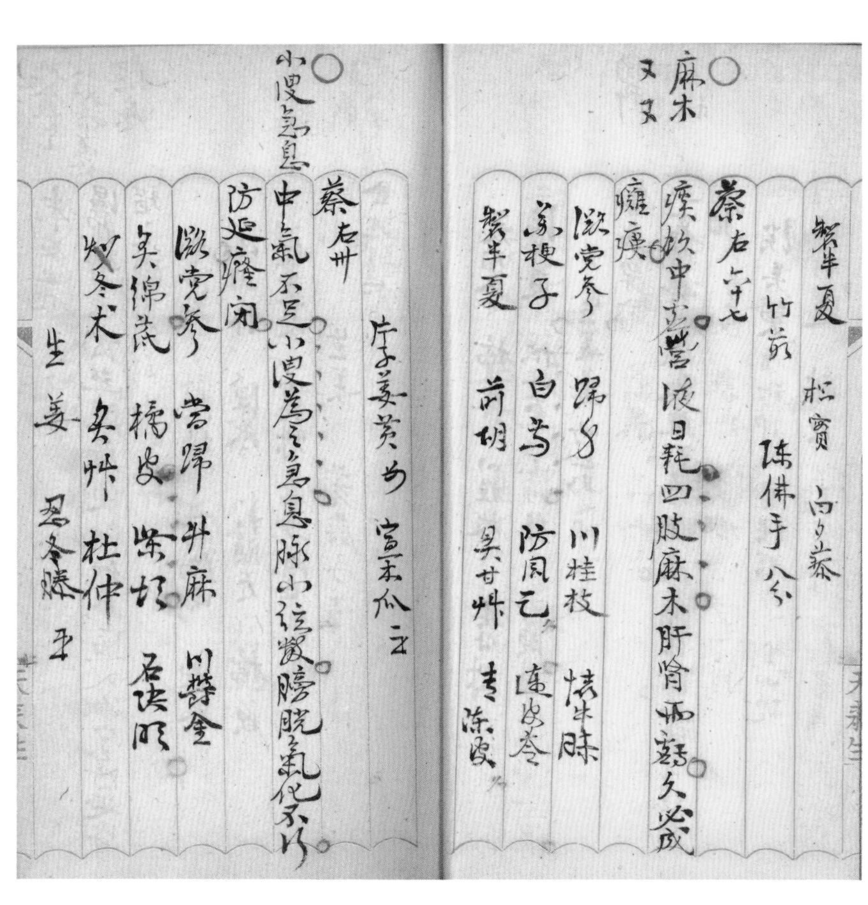

麻木　又又

制半夏　松實　白蒺藜

竹茹　陈佛手　八分

蔡右　廿七

痰飲中营，液日耗，四肢麻木，肝肾兩虧，久發癱瘓

潞党参　歸身　川桂枝　懷牛膝

菟絲子　白芍　防風　陈皮

制半夏　前胡　炙甘草　青陈皮

小溲急息

片子姜黄　宣木瓜

蔡右　廿

中氣不足，小溲爲之急息，脉小弦數，膀胱氣化不行

防延癃閉

潞党参　當歸　升麻　川鬱金

炙綿芪　橘皮　柴胡　石決明

炒冬术　炙草　杜仲

生姜　忍冬藤

制半夏　枳实　白夕藜

竹茹　陈佛手八分

蔡右，六十七

眉批：麻木，又又。

痰饮中虚，营液日耗，四肢麻木，肝肾两亏。久必成瘫痪。

路党参　归身　川桂枝　怀牛膝　苏梗子　白芍　防风已　连皮苓　制半夏　前胡　炙甘草　青陈皮

片子姜黄一钱五分　宣木瓜二钱

蔡右，卅

眉批：小溲急息。

中气不足，小溲为之急，息脉小弦数。膀胱气化不行，防延癃闭。

路党参　当归　升麻　川郁金　炙绵芪　橘皮　柴胡　石决明　炒冬术　炙草　杜仲

生姜　忍冬藤五钱

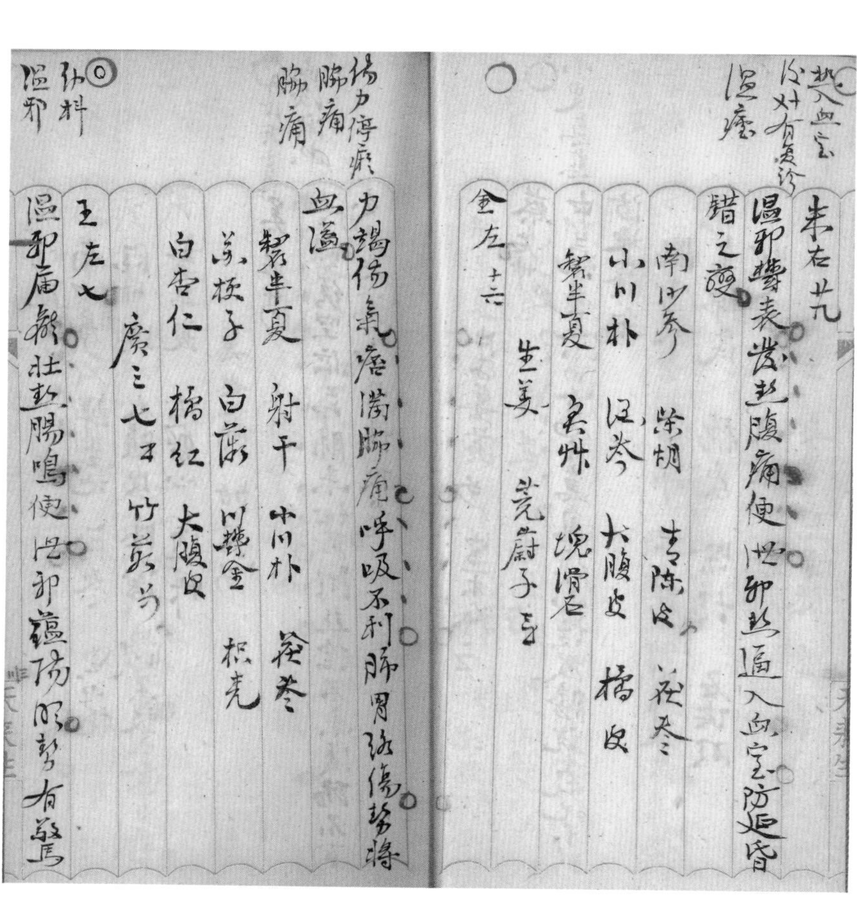

朱右，廿九

眉批：热入血室，后又十有复诊，温痉。

温邪郁表，发热腹痛，便泄。邪热逼入血室，防延昏错之变。

南沙参　柴胡　青陈皮　茯苓　小川朴　酒芩　大腹皮　橘皮　制半夏　炙草　块滑石

生姜　茺蔚子三钱

金左，十六

眉批：伤力停瘀胁痛，胁痛。

力竭伤气，痞满胁痛，呼吸不利，肺胃络伤。势将血溢。

制半夏　射干　小川朴　茯苓　苏梗子　白薇　川郁金　枳壳　白杏仁　橘红　大腹皮

广三七一钱　竹茹一钱五分

王左，七

眉批：幼科，温邪。

温邪届候，壮热肠鸣便泄。邪蕴阳明，势有惊

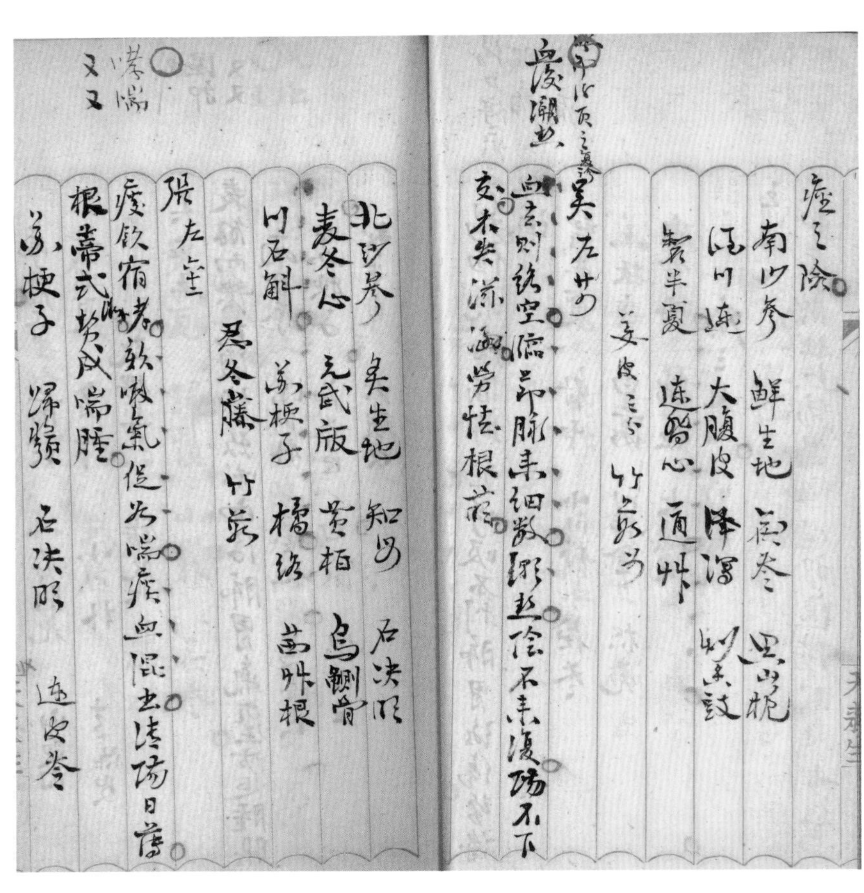

痉之险。

南沙参　鲜生地　茯苓　黑山栀　酒川连　大腹皮　泽泻　炒香豉　制半夏　连翘心　通草

姜皮三分　竹茹一钱五分

吴左，廿四

眉批：18页[1]之复诊，血后潮热。

血去则络空，临节脉来细数。湿热，阴不来复，阳不下交，木尖滋涵，劳怯根萌。

北沙参　炙生地　知母　石决明　麦冬门　元武版　黄柏　乌鲗骨　川石斛　苏梗子　橘络　茜草根

忍冬藤　竹茹

张左，六十二

眉批：哮喘，又又。

痰饮宿哮，咳嗽气促如喘，痰血混出，清阳日薄，根蒂式微，势成喘肿。

苏梗子　归须　石决明　连皮苓

① 18页：疑为原书18页，但未找到相应医案。后同。有些可找到相应医案相参。

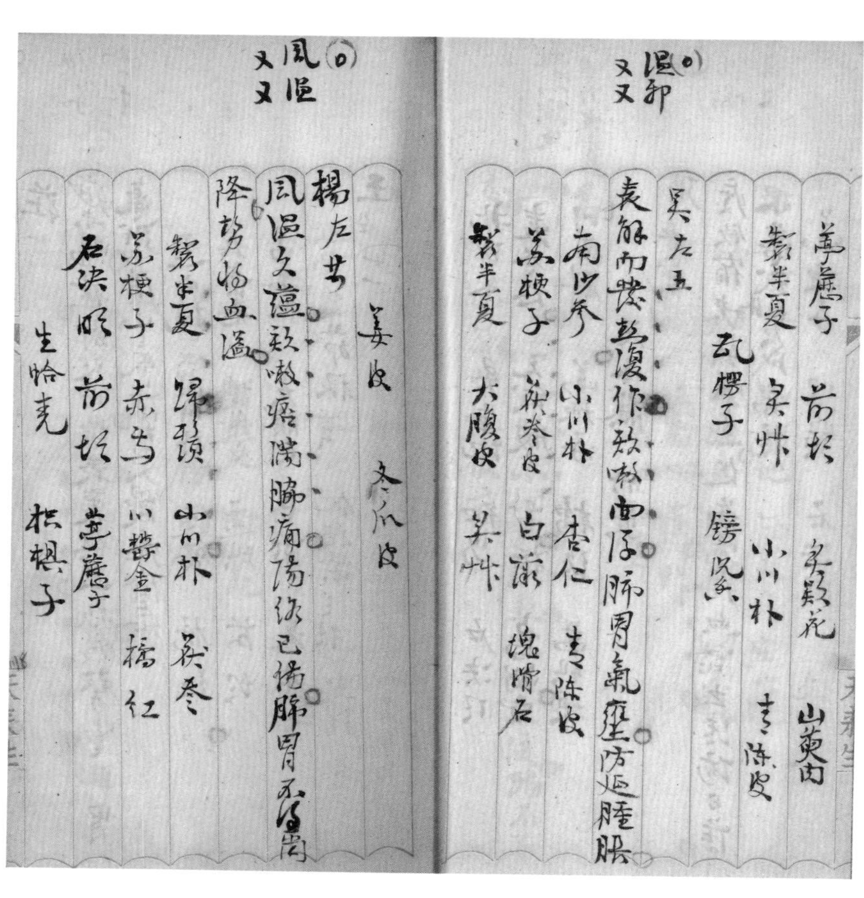

濕邪(○)
又
又

葶藶子 前胡 款冬花 山萸肉
製半夏 炙艸 小川朴 青陳皮
瓜樓子 鎊[illegible]

吳左五
表解而熱勢復作欬嗽面浮肺胃氣壅防延腫脹
南沙參 小川朴 杏仁 青陳皮
蘇梗子 茯苓皮 白蔻 塊滑石
製半夏 大腹皮 炙艸

風濕(○)
又
又

姜皮 冬瓜皮

楊左廿
風濕久蘊欬嗽痰喘脅痛陽絡已傷肺胃不清肅降勢將血溢
製半夏 歸鬚 小川朴 茯苓
蘇梗子 赤芍 川鬱金 橘紅
石決明 前胡 葶藶子
生蛤殼 枳椇子

葶苈子　前胡　炙款花　山萸肉　制半夏　炙草　小川朴　青陈皮

瓦楞子　镑沉香

吴左，五

眉批：温邪，又又。

表解而发热复作，咳嗽面浮，肺胃气壅，防延肿胀。

南沙参　小川朴　杏仁　青陈皮　苏梗子　茯苓皮　白薇　块滑石　制半夏　大腹皮　炙草

姜皮　冬瓜皮

杨左，廿四

眉批：风温，又又。

风温久蕴，咳嗽痞满胁痛。阳络已伤，肺胃不得尚降，势将血溢。

制半夏　归须　小川朴　茯苓　苏梗子　赤芍　川郁金　橘红　石决明　前胡　葶苈子

生蛤壳　枳椇子

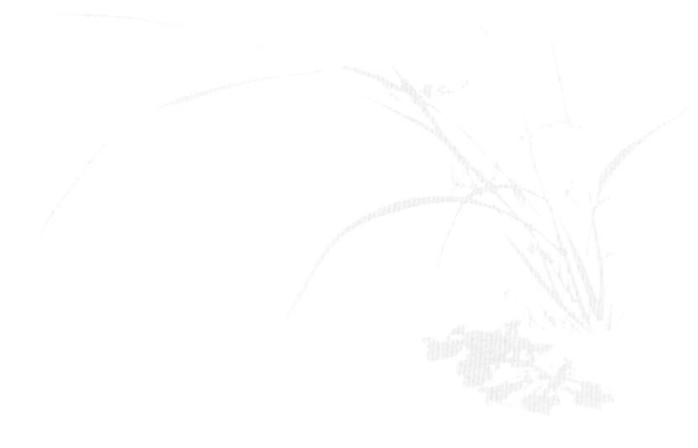

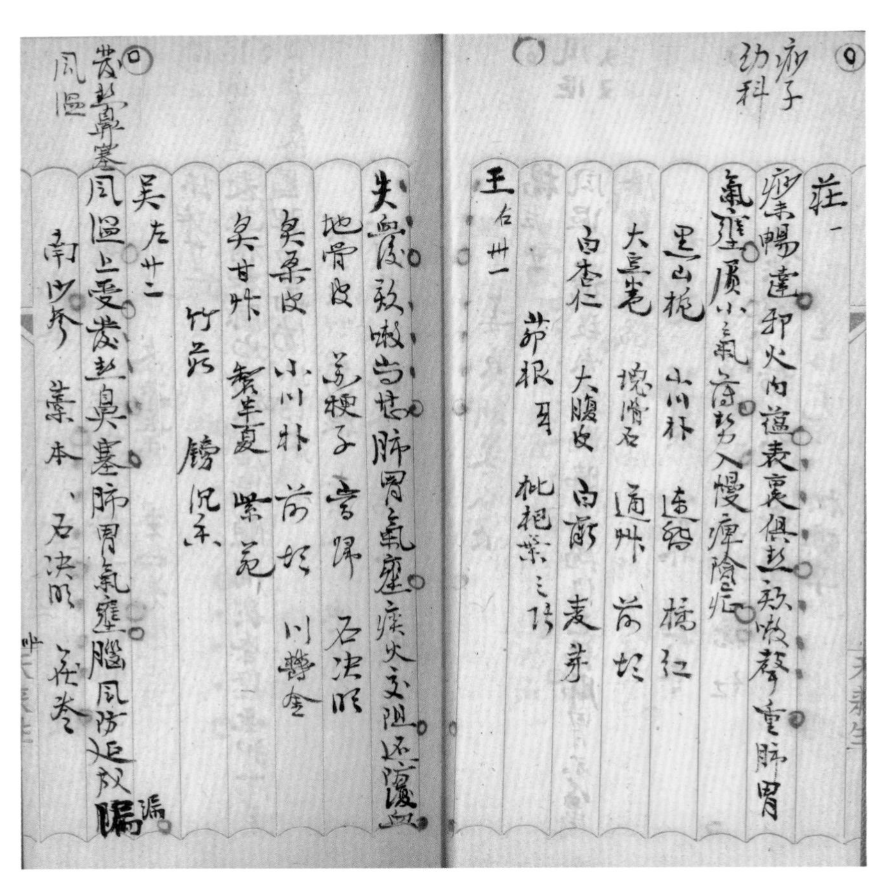

痧子
幼科

莊 一
痧疹暢達邪火內蘊表裏俱熱咳嗽聲重肺胃
氣壅質小氣有勢入慢痺險症
黑山梔 小川朴 連翹 橘紅
大豆卷 塊滑石 通草 前胡
白杏仁 大腹皮 白前 麦芽
茅根 耳 枇杷葉三張

王 右 廿一

發熱鼻塞
風溫

失血後致咳嗽肖甚肺胃氣壅痰火交阻還防復血
地骨皮 蘇梗子 當歸 石決明
炙桑皮 小川朴 前胡 川鬱金
炙甘草 製半夏 紫菀
竹茹 鎊沉香

吳 左 廿二
風溫上受發熱鼻塞肺胃氣壅腦風防延成漏
南沙參 藁本 石決明 茯苓

庄

眉批：痧子，幼科。

痧未畅达，邪火内蕴，表里俱热，咳嗽声重。肺胃气壅，质小气薄。势入慢痹险症。

黑山栀　小川朴　连翘　橘红　大豆卷　块滑石　通草　前胡　白杏仁　大腹皮　白薇　麦芽

茆根五钱　枇杷叶三张

王右，卅一

失血后，咳嗽尚甚。肺胃气壅，痰火交阻，还防复血。

地骨皮　苏梗子　当归　石决明　炙桑皮　小川朴　前胡　川郁金　炙甘草　制半夏　紫菀

竹茹　镑沉香

吴左，廿二

眉批：发热鼻塞，风温。

风温上受，发热鼻塞。肺胃气壅，脑风防延成漏。

南沙参　藁本　石决明　茯苓

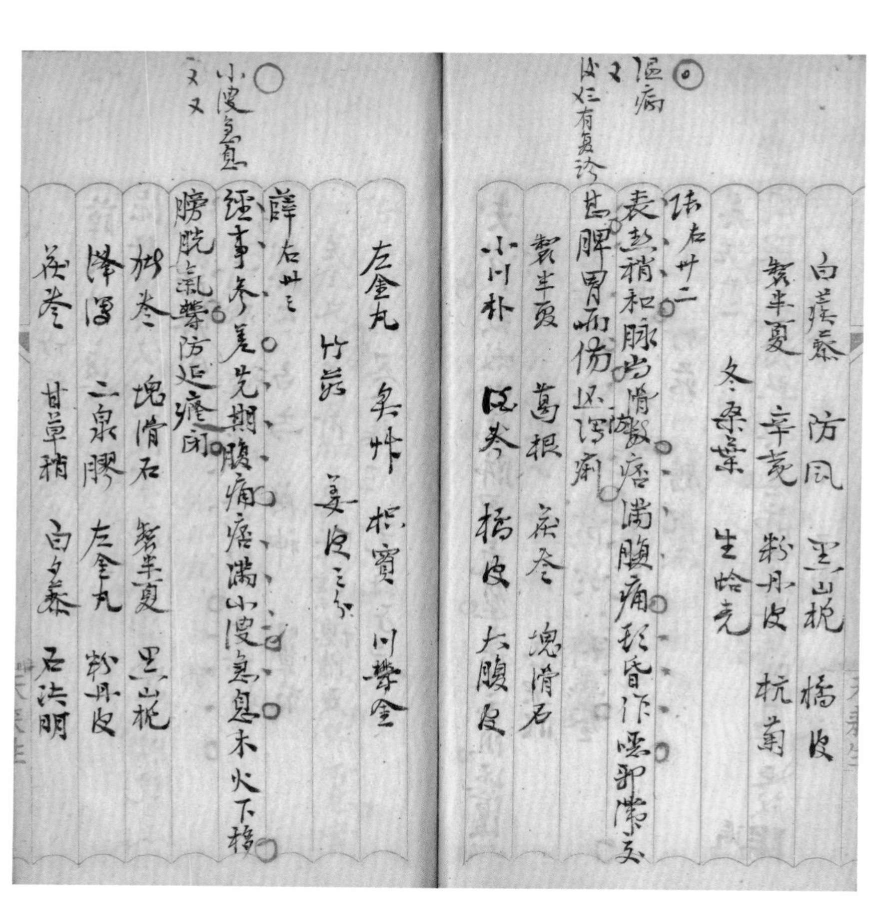

白蒺藜　防风　黑山栀　橘皮
制半夏　辛夷　粉丹皮　杭菊
冬桑叶　生蛤壳

◎胃痛　又　又

陆右廿二
表热稍和，脉尚滑数，痞满腹痛，秽昏作恶，邪滞交甚，脾胃两伤，防泻痢。
制半夏　葛根　茯苓　块滑石
小川朴　黄芩　橘皮　大腹皮

左金丸　炙草　枳实　川郁金
竹茹　姜皮三分

◯小便急息　又　又

薛右卅三
经事参差，先期腹痛，痞满，小便急息，木火下移膀胱，气郁，防延癃闭。
猪苓　块滑石　制半夏　黑山栀
泽泻　二泉胶　左金丸　粉丹皮
茯苓　甘草梢　白蒺藜　石决明

白蒺藜　防风　黑山栀　橘皮　制半夏　辛夷　粉丹皮　杭菊

冬桑叶　生蛤壳

张右，卅二

眉批：温病，后又三有复诊。

表热稍和，脉尚滑数，痞满腹痛，头昏作恶。邪滞交甚，脾胃两伤，还防泻痢。

制半夏　葛根　茯苓　块滑石　小川朴　酒芩　橘皮　大腹皮　左金丸　炙草　枳实　川郁金

竹茹　姜皮三分

薛右，卅三

眉批：小溲急息，又又。

经事参差，先期腹痛，痞满小溲，急息。木火下移，膀胱气郁，防延癃闭。

猪苓　块滑石　制半夏　黑山栀　泽泻　二泉胶　左金丸　粉丹皮　茯苓　甘草梢　白夕藜　石决明

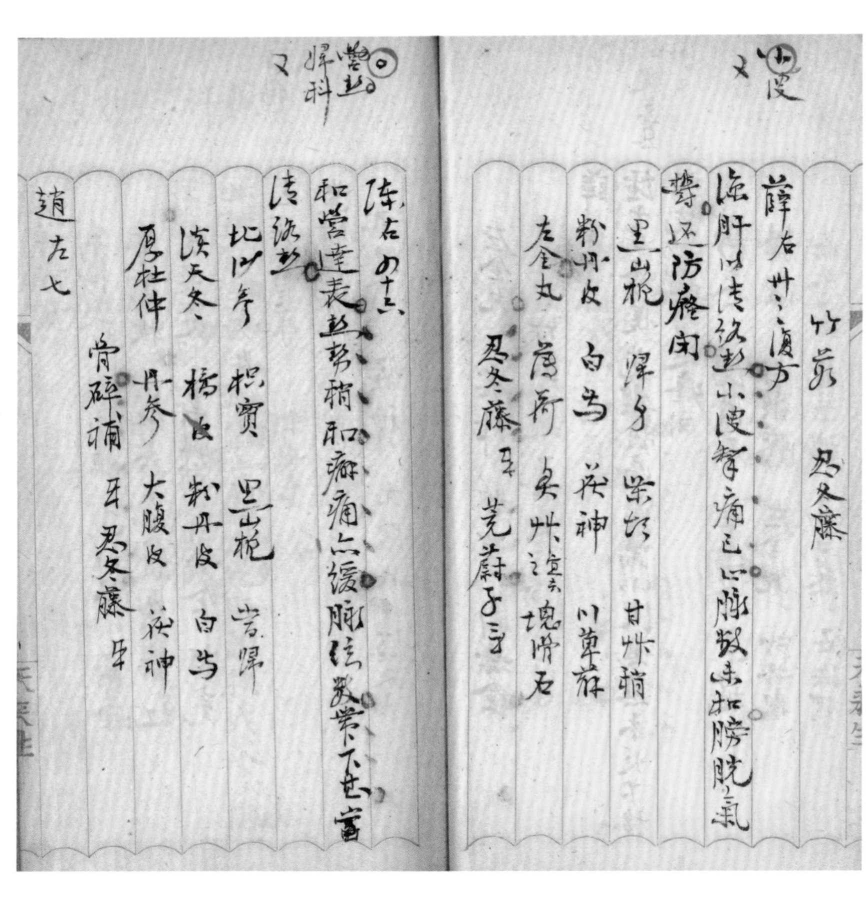

竹茹　忍冬藤

薛右，卅三之复方

眉批：小溲。

凉肝以清络热，小溲掣痛已止。脉数未和，膀胱气郁，还防癃闭。

黑山栀　归身　柴胡　甘草梢　粉丹皮　白芍　茯神　川萆薢　左金丸　薄荷　炙草（宜去之）　块滑石

忍冬藤五钱　茺蔚子三钱

陈右，四十六

眉批：营热，妇科，又。

和营达表，热势稍和，瘀痛亦缓。脉弦数，带下甚，当清络热。

北沙参　枳实　黑山栀　当归　淡天冬　橘皮　粉丹皮　白芍　厚杜仲　丹参　大腹皮　茯神

骨碎补五钱　忍冬藤五钱

赵左，七

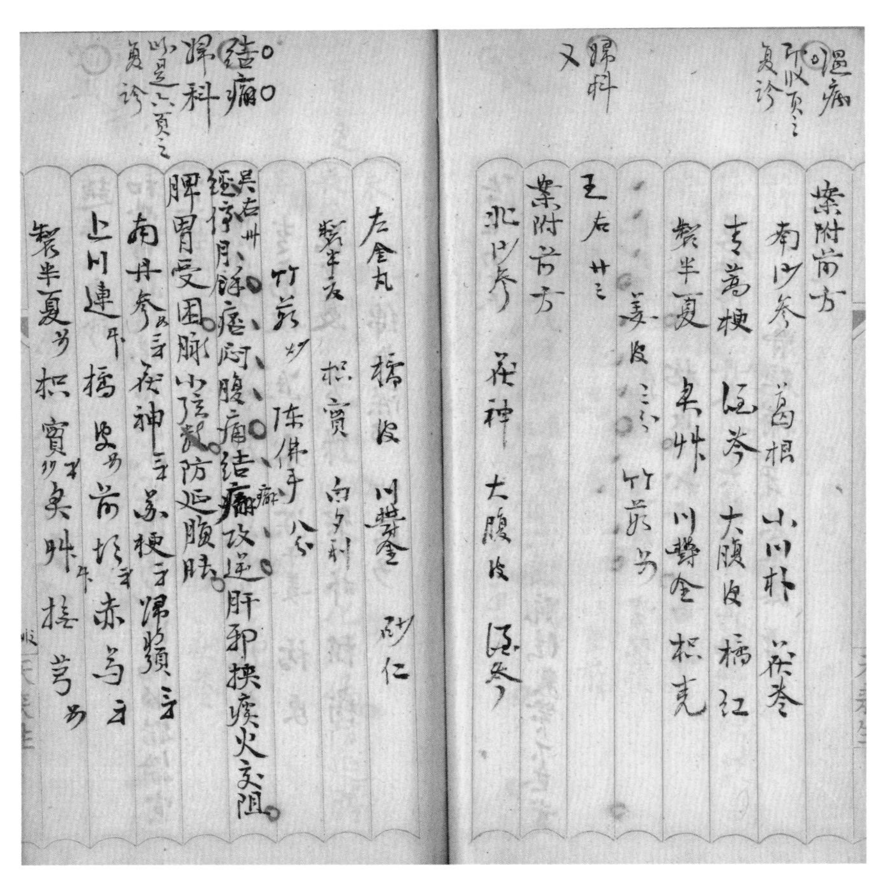

眉批：温病，即刂又页之复诊。

案附前方。

南沙参　葛根　小川朴　茯苓　青蒿梗　酒芩　大腹皮　橘红　制半夏　炙草　川郁金　枳壳

姜皮三分　竹茹一钱五分

王右，廿三

眉批：妇科，又。

案附前方。

北沙参　茯神　大腹皮　酒芩　左金丸　橘皮　川郁金　砂仁　制半夏　枳实　白夕利

竹茹（炒）　陈佛手八分

吴右，卅

眉批：结瘀，妇科，此是六页之复诊。

经停月余，痞闷腹痛，结瘀攻逆。肝邪挟痰火交阻，脾胃受困，脉小弦数。防延腹胀。

南丹参各三钱　茯神三钱　苏梗二钱　归须三钱　上川连五分　橘皮一钱五分　前胡二钱　赤芍二钱　制半夏一钱五分　枳实一钱（炒）　炙草五分　抚芎一钱五分

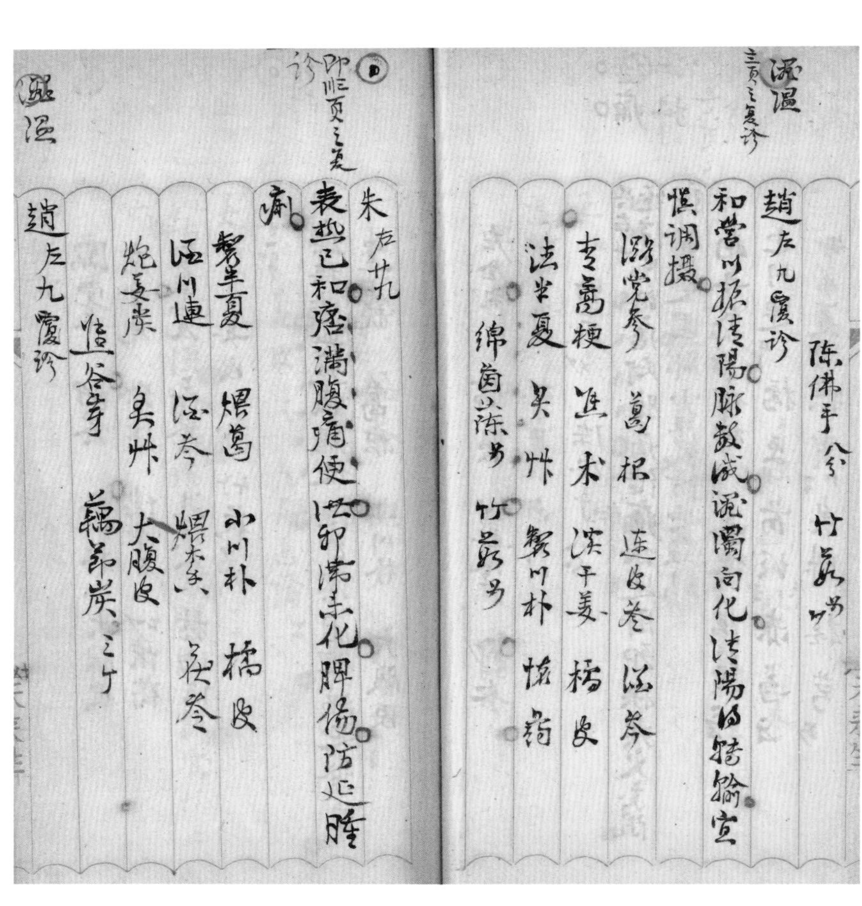

陈佛手八分　竹茹一钱五分（炒）

赵左，九，复诊

眉批：湿温，二二页之复诊。

和营以振清阳，脉数减。湿浊向化，清阳得转输。宜慎调摄。

路党参　葛根　连皮苓　酒芩　青蒿梗　焦术　淡干姜　橘皮　法半夏　炙草　制川朴　怀药

绵茵陈一钱五分　竹茹一钱五分

朱右，廿九

眉批：即川三页之复诊。

表热已和，痞满腹痛，便泄。邪滞未化，脾伤。防延肿痢。

制半夏　煨葛　小川朴　橘皮　酒川连　酒芩　煨木香　茯苓　炮姜炭　炙草　大腹皮

焦谷芽　藕节炭三个

赵左，九，复诊

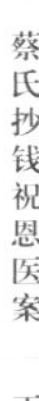

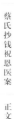

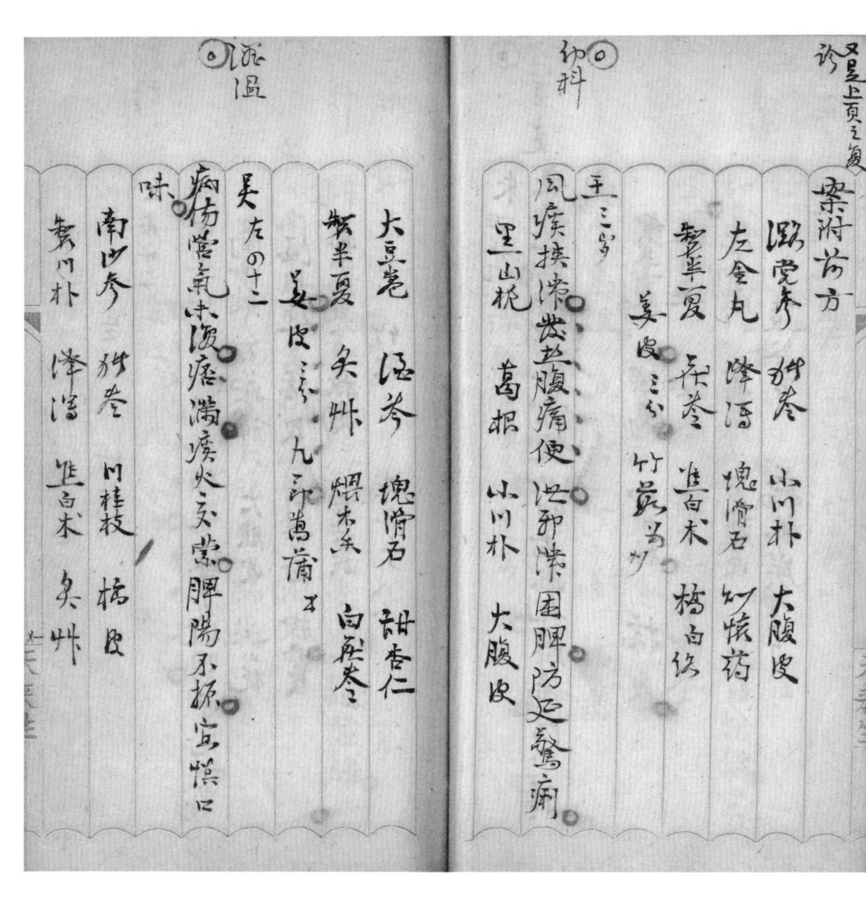
又是上页之复诊
○抑科
案附前方
潞党参 炒芩 小川朴 大腹皮
左金丸 泽泻 块滑石 炒怀药
制半夏 茯苓 焦白术 橘白络
姜皮三分 竹茹姜炒
王 三岁
风痰挟滞，发热腹痛便泄，邪滞困脾，防延惊痢。
黑山栀 葛根 小川朴 大腹皮
大豆卷 淡芩 块滑石 甜杏仁
制半夏 炙草 煨木香 白茯苓
姜皮三分 九节菖蒲
○泄温
吴 左四十二
病伤营气未复，痞满痰火交蒙，脾阳不振，宜慎口味。
南沙参 炒芩 川桂枝 橘皮
制川朴 泽泻 焦白术 炙草

眉批：湿温，又是上页之复诊。

案附前方。

路党参　猪苓　小川朴　大腹皮　左金丸　泽泻　块滑石　炒怀药　制半夏　茯苓　焦白术　橘白络

姜皮三分　竹茹一钱五分（炒）

王，三岁

眉批：幼科。

风痰挟滞，发热腹痛便泄，邪滞困脾。防延惊痫。

黑山栀　葛根　小川朴　大腹皮　大豆卷　酒芩　块滑石　甜杏仁　制半夏　炙草　煨木香　白茯苓

姜皮三分　九节菖蒲一钱

吴左，四十二

眉批：湿温。

病伤营气未复，痞满，痰火交萦。脾阳不振，宜慎口味。

南沙参　猪苓　川桂枝　橘皮　制川朴　泽泻　焦白术　炙草

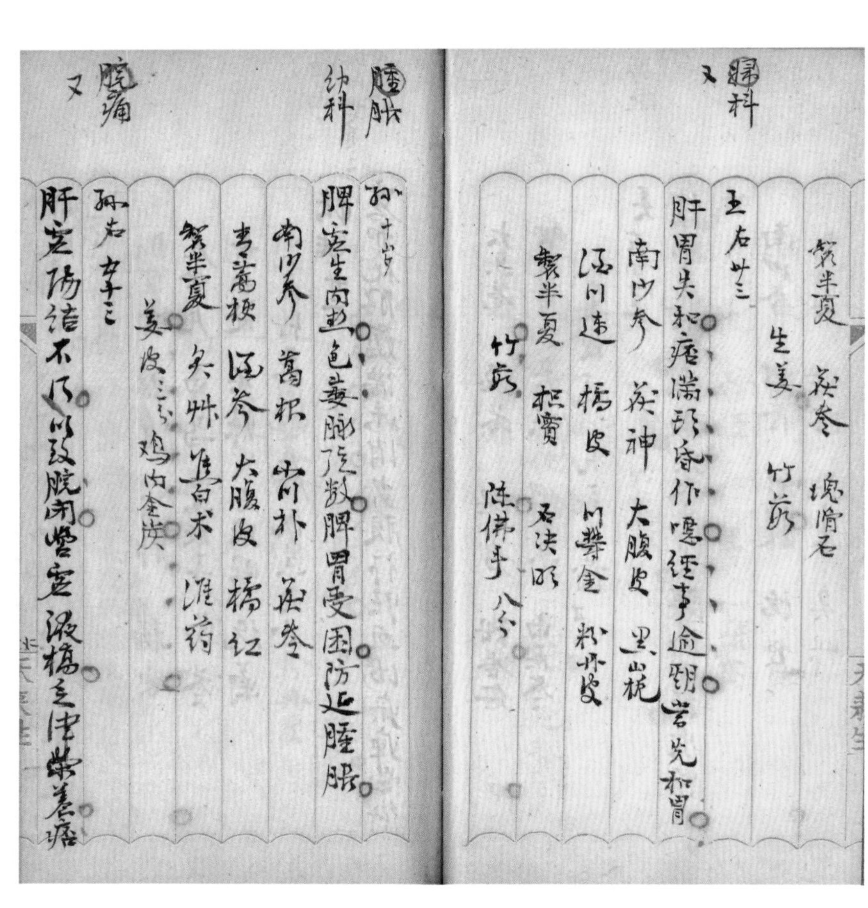

制半夏　茯苓　块滑石

生姜　竹茹

王右，卅三

眉批：妇科。

肝胃失和，痞满头昏作恶，经事逾期。当先和胃。

南沙参　茯神　大腹皮　黑山栀　酒川连　橘皮　川郁金　粉丹皮　制半夏　枳实　石决明

竹茹　陈佛手八分

孙，十岁

眉批：肿胀，幼科。

脾虚生内热，色萎脉弦数。脾胃受困，防延肿胀。

南沙参　葛根　小川朴　茯苓　青蒿梗　酒芩　大腹皮　橘红　制半夏　炙草　焦白术　淮药

姜皮三分　鸡内金炭

孙右，五十三

眉批：脘痛。

肝虚阳结不行，以致脘闭。营虚液槁，乏津荣养，痞

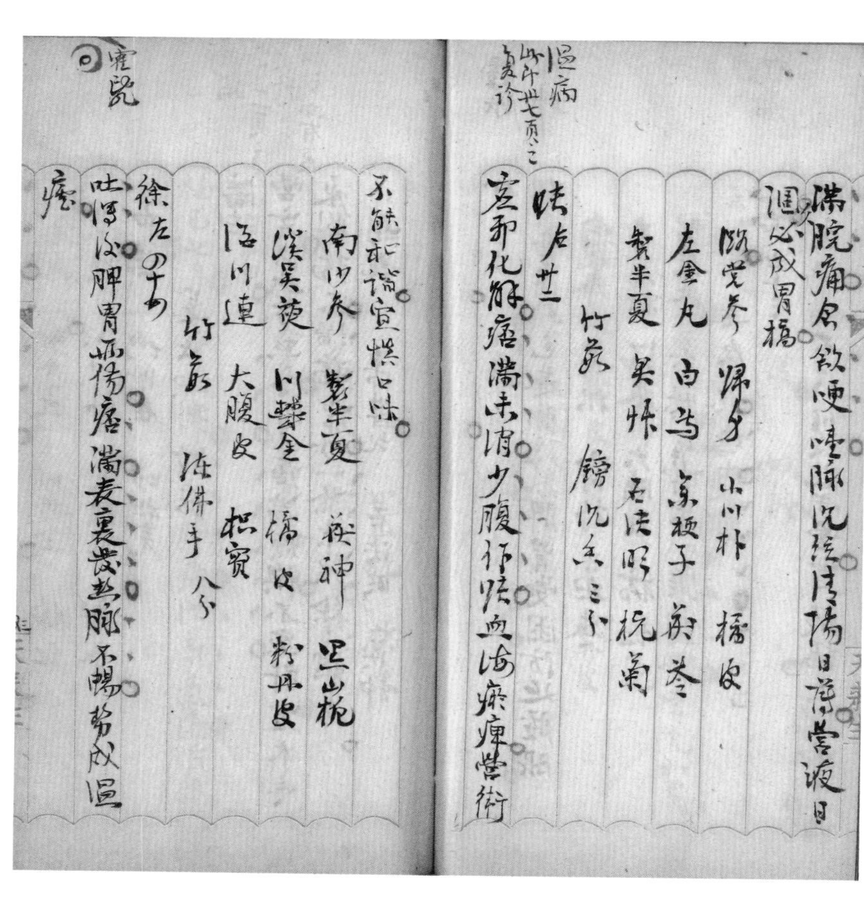

膈病
以外廿七页之复诊

满脘痛后饮便嗳脉沉弦清扬日除营液日
涸必成胃槁

孩党参 归身 小川朴 橘皮
左金丸 白芍 京枳子 茯苓
制半夏 吴萸 石决明 杭菊
竹茹 镑沉香 三分

陆右 廿二
宜郁化解痞满未消少腹作胀血海虚痹营卫

不能和谐宜慎口味
南沙参 制半夏 茯神 黑山栀
淡吴萸 川楝金 橘皮 粉丹皮
酒川连 大腹皮 枳实
竹茹 陈佛手 八分

霍乱

徐左 四十
吐泻后脾胃两伤痞满表里发热脉不畅势成膈

痞

满脘痛，食欲哽噎，脉沉弦。清阳日薄，营液日涸，必成胃槁。

路党参　归身　小川朴　橘皮　左金丸　白芍　苏梗子　茯苓　制半夏　炙草　石决明　杭菊

竹茹　镑沉香三分

张右，卅二

眉批：温病，此即卅七页之复诊。

虚邪化解，痞满未消，少腹作胀，血海瘀痹，营卫不能和谐。宜慎口味。

南沙参　制半夏　茯神　黑山栀　淡吴萸　川郁金　橘皮　粉丹皮　酒川连　大腹皮　枳实

竹茹　陈佛手八分

徐左，四十五

眉批：霍乱。

吐泻后，脾胃两伤，痞满，表里发热，脉不畅。势成温痉。

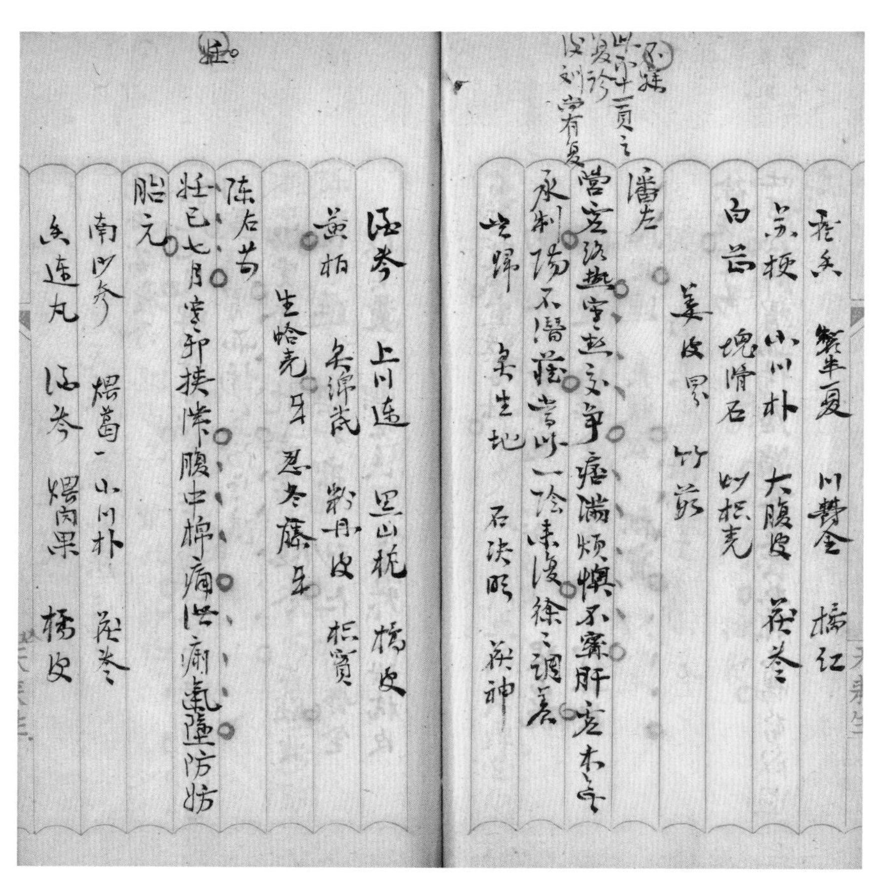

藿香　制半夏　川郁金　橘红　苏梗　小川朴　大腹皮　茯苓　白芷　块滑石　炒枳壳

姜皮四分　竹茹

潘左

眉批：不寐，此即十一页之复诊，后又川尚有复。

营虚络热，寒热交争，痞满烦懊不宁。肝虚木无承制，阳不潜藏。当此一阴未复，徐徐调养。

当归　炙生地　石决明　茯神　酒芩　上川连　黑山栀　橘皮　黄柏　炙绵芪　粉丹皮　枳实

生蛤壳五钱　忍冬藤五钱

陈右，廿五

眉批：妊。

妊已七月，寒邪挟滞，腹中棉[1]痛。泄痢气坠，防妨胎元。

南沙参　煨葛　小川朴　茯苓　香连丸　酒芩　煨肉果　橘皮

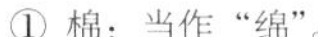

① 棉：当作"绵"。

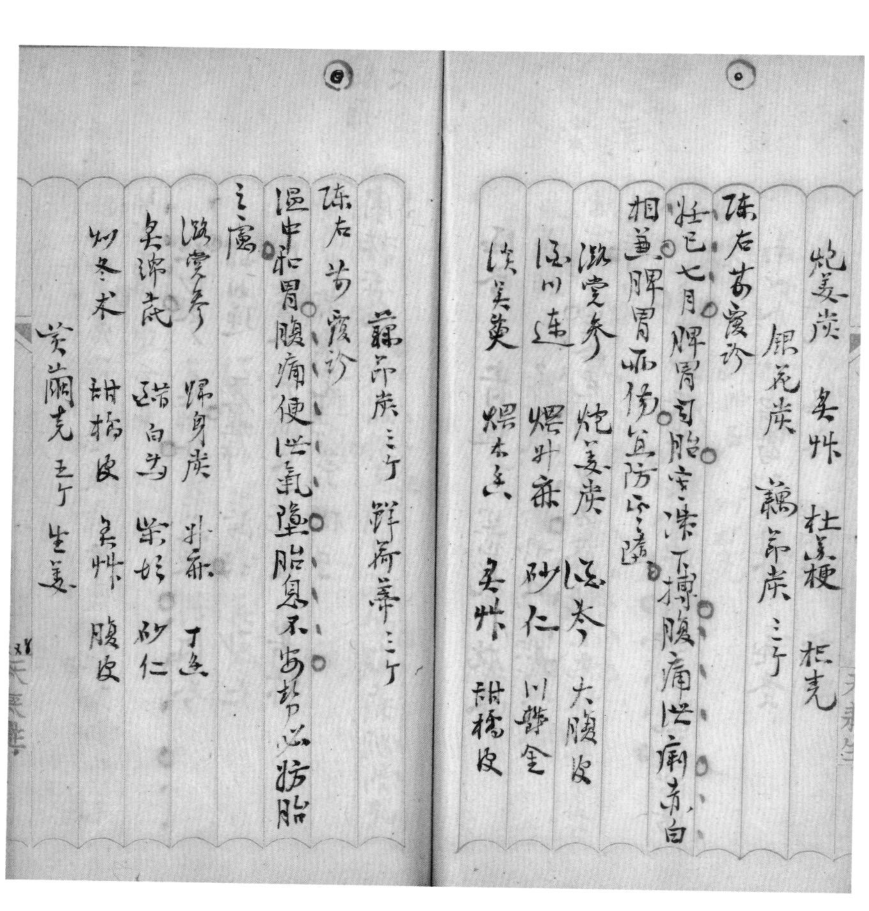
炮姜炭　炙草　杜苏梗　枳壳
银花炭　藕节炭三个
陈右　苗复诊
妊已七月脾胃司胎安涤下樽腹痛泄痢赤白
相兼脾胃两伤宜防下坠
潞党参　炮姜炭　条芩　大腹皮
酒川连　煨升麻　砂仁　川断
淡吴萸　煨木香　炙草　甜橘皮

藕节炭三个　鲜荷蒂三个
陈右　苗复诊
温中和胃腹痛便泄气坠胎息不安势必防胎
三處
潞党参　归身炭　升麻　丁香
炙绵芪　土炒白芍　紫苏　砂仁
炒冬术　甜橘皮　炙草　腹皮
[illegible]荷蒂五个　生姜

炮姜炭　炙草　杜苏梗　枳壳

银花炭　藕节炭三个

陈右，廿五，复诊

妊已七月，脾胃司胎，寒滞下搏，腹痛泄痢，赤白相兼，脾胃两伤。宜防寒堕。

潞党参　炮姜炭　酒芩　大腹皮　酒川连　煨升麻　砂仁　川郁金　淡吴萸　煨木香　炙草　甜橘皮

藕节炭三个　鲜荷蒂三个

陈右，廿四，复诊

温中和胃，腹痛便泄气坠。胎息不安，势必妨胎之虑。

潞党参　归身炭　升麻　丁香　炙绵芪　醋白芍　柴胡　砂仁　炒冬术　甜橘皮　炙草　腹皮

黄茧壳五个　生姜

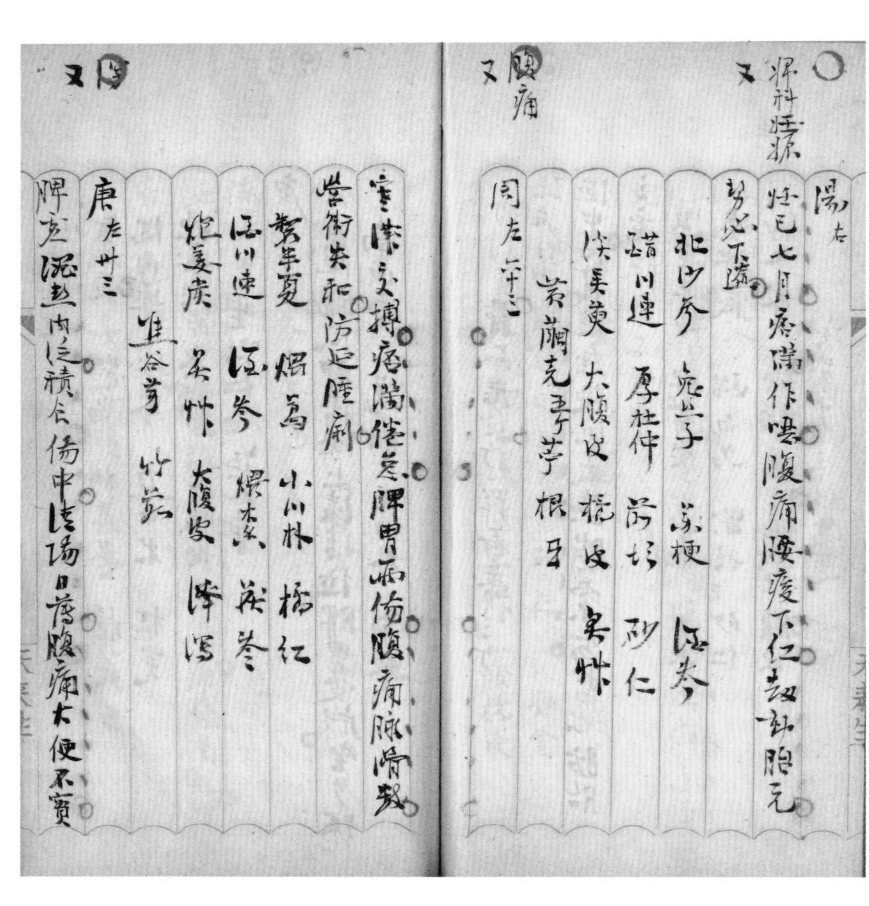
又 婦科妊娠
陽 右
妊已七月痞滿作嘔腹痛腰痠下紅如此胎元
勢必下墜
北沙參 菟絲子 蘇梗 淡芩
酒川連 厚杜仲 蘇子 砂仁
淡吳萸 大腹皮 橘皮 炙艸
荷蒂兩个 苧根 芽

又 腹痛
周 左 六十三

又 陰
寒凝交搏痞滿倦怠脾胃兩傷腹痛脈滑數
營衛失和防延脹痢
製半夏 煨葛 小川朴 橘紅
酒川連 酒芩 煨木香 赤苓
炮姜炭 炙艸 大腹皮 澤瀉
焦谷芽 竹茹
唐 左 廿三
脾虛濕熱內蘊積食傷中泄瀉日久腹痛大便不實

汤右

眉批：妇科妊娠，又。

妊已七月，痞满作恶，腹痛腰酸下红，劫动胎元。势必下堕。

北沙参　兔[①]丝子　苏梗　酒芩　醋川连　厚杜仲　前胡　砂仁　淡吴萸　大腹皮　橘皮　炙草

黄茧壳五个　苎根五钱

周左，六十三

眉批：腹痛，又。

寒滞交搏，痞满倦怠。脾胃两伤，腹痛，脉滑数。营卫失和，防延肿痢。

制半夏　煨葛　小川朴　橘红　酒川连　酒芩　煨木香　茯苓　炮姜炭　炙草　大腹皮　泽泻

焦谷芽　竹茹

唐左，卅三

眉批：泻，又。

脾虚湿热内泛，积食伤中，清阳日薄，腹痛大便不实。

① 兔：当作“菟”，后同。

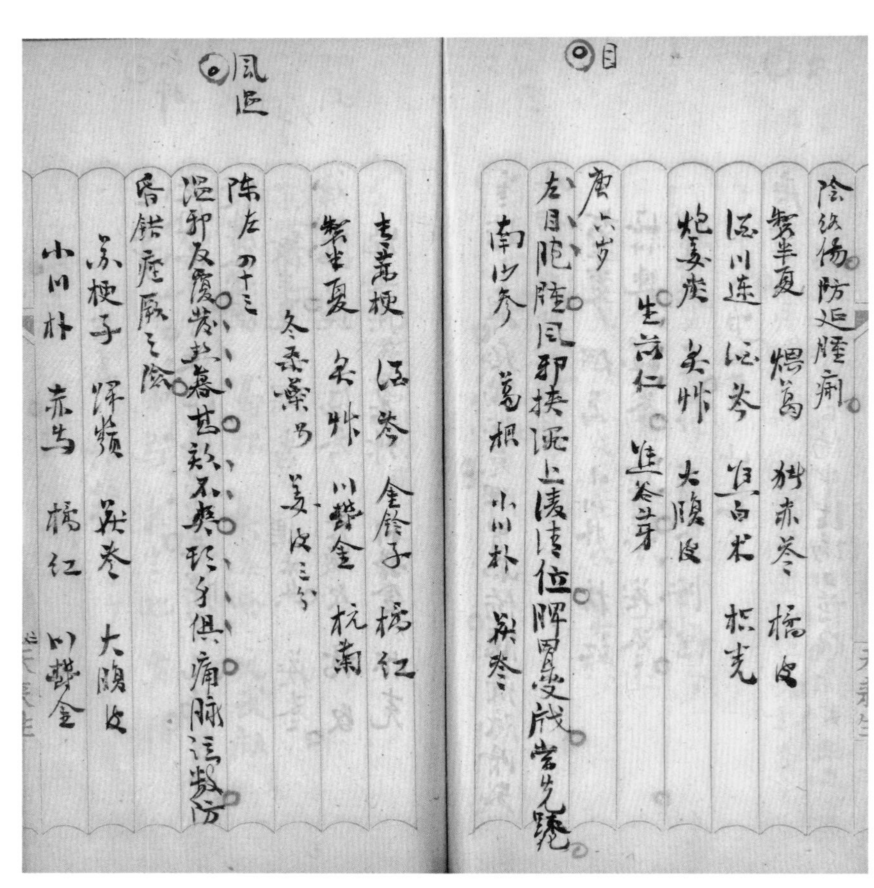

目

陰络伤 防延腫痛
製半夏 煨葛 炒赤苓 橘皮
炒川連 茯苓 焦白术 枳壳
炮姜炭 炙草 大腹皮
生苡仁 焦谷芽

唐 六岁
左目胞腫 風邪挟濕上淩清位 脾胃受戕 當先疏
南沙参 葛根 小川朴 茯苓

風温

青蒿梗 茯苓 金鈴子 橘红
製半夏 炙草 川郁金 杭菊
冬桑叶 另 姜皮三分

陈 左 四十三
温邪反復 發熱暮甚 寒熱不爽 肢體俱痛 脉弦數 防昏錯痉厥之險
蘇梗子 蝉蜕 茯苓 大腹皮
小川朴 赤芍 橘红 川郁金

阴络伤，防延肿痢。

制半夏　煨葛　猪赤苓　橘皮　酒川连　酒芩　焦白术　枳壳　炮姜炭　炙草　大腹皮

生苡仁　焦谷芽

唐，六岁

眉批：目。

左目胞肿，风邪挟湿上凌清位，脾胃受戕，当先疏化。

南沙参　葛根　小川朴　茯苓　青蒿梗　酒芩　金铃子　橘红　制半夏　炙草　川郁金　杭菊

冬桑叶一钱五分　姜皮三分

陈左，四十三

眉批：风温。

温邪反复，发热暮甚，咳不爽，头身俱痛，脉弦数。防昏错痉厥之险。

苏梗子　归须　茯苓　大腹皮　小川朴　赤芍　橘红　川郁金

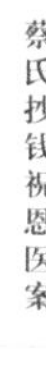

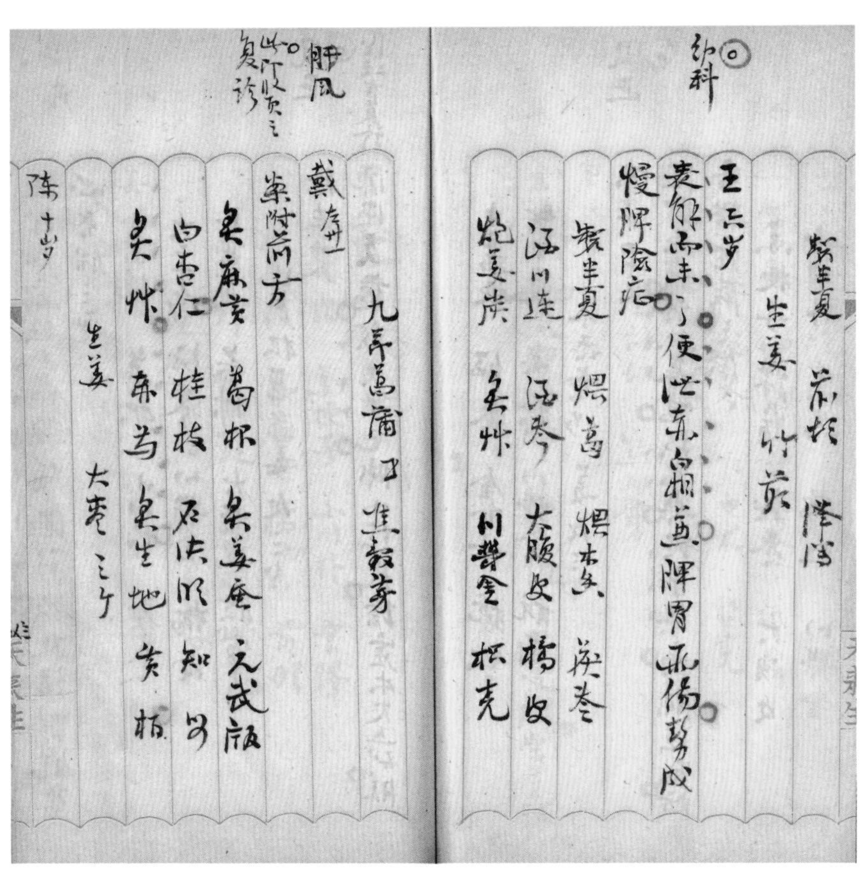

制半夏　前胡　泽泻

生姜　竹茹

王，六岁

眉批：幼科。

表解而未了，便泄赤白相兼，脾胃两伤，势成慢脾险症。

制半夏　煨葛　煨木香　茯苓　酒川连　酒芩　大腹皮　橘皮　炮姜炭　炙草　川郁金　枳壳

九节菖蒲一钱　焦谷芽

戴左，卅一

眉批：肝风，此即川又页之复诊。

案附前方。

炙麻黄　葛根　炙姜蚕　元武版　白杏仁　桂枝　石决明　知母　炙草　赤芍　炙生地　黄柏

生姜　大枣三个

陈，十岁

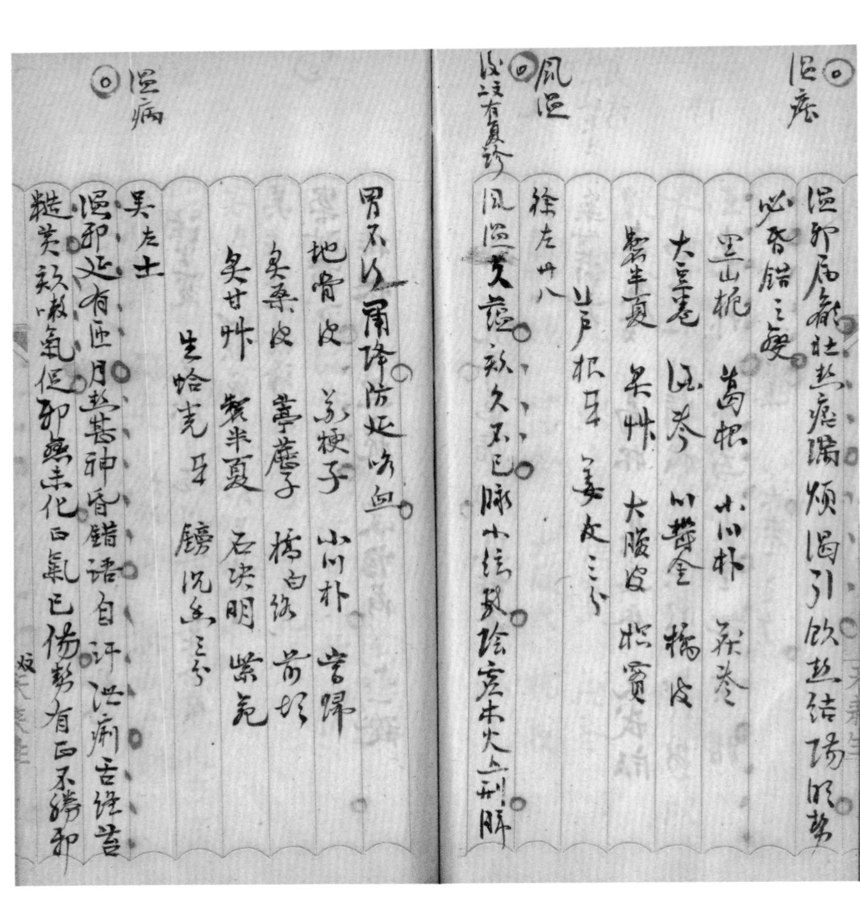

眉批：温痉。

温邪届候，壮热痞满，烦渴引饮，热结阳明。势必昏错之变。

黑山栀　葛根　小川朴　茯苓　大豆卷　酒芩　川郁金　橘皮　制半夏　炙草　大腹皮　枳实

芦根五钱　姜皮三分

徐左，卅八

眉批：风温，后二又有复诊。

风温久蕴，咳久不已，脉小弦数。阴虚木火上刑，肺胃不行肃降，防延咯血。

地骨皮　苏梗子　小川朴　当归　炙桑皮　葶苈子　橘白络　前胡　炙甘草　制半夏　石决明　紫菀

生蛤壳五钱　镑沉香三分

吴，左，十一

眉批：温病。

温邪延有匝月，热甚神昏错语，自汗泄痢，舌绛苔糙黄。咳嗽气促，邪热未化，正气已伤。势有正不胜邪

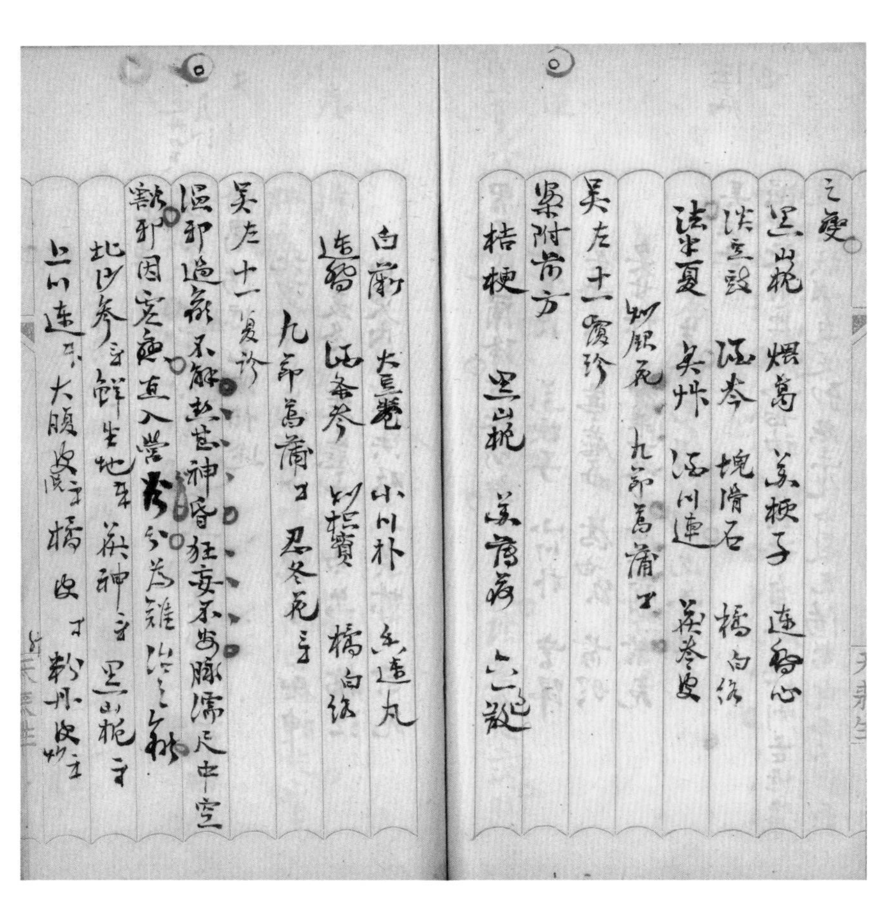

之變
黑山梔　煨葛　荔梗子　連翹心
淡豆豉　酒芩　塊滑石　橘白絡
法半夏　炙草　酒川連　茯苓皮
炒銀花　九節菖蒲

吳左　十一　覆診
案附前方
桔梗　黑山梔　荔梗　六一散

白薇　大豆卷　小川朴　左連丸
連翹　酒黄芩　炒枳實　橘白絡
九節菖蒲　麥冬肉

吳左　十一　復診
溫邪過旬不解，熱甚神昏，狂妄不安，脈濡尺中空，
豁邪因客直入營，恐為難治之症
北沙參　鮮生地　茯神　黑山梔
上川連　大腹皮　橘皮　粉丹皮

之变。

黑山栀　煨葛　苏梗子　连翘心　淡豆豉　酒芩　块滑石　橘白络　法半夏　炙草　酒川连　茯苓皮

炒银花　九节菖蒲一钱

吴左，十一，复诊

案附前方。

桔梗　黑山栀　苏薄荷　六一散（包）　白薇　大豆卷　小川朴　香连丸　连翘　酒条芩　炒枳实　橘白络

九节菖蒲一钱　忍冬花三钱

吴左，十一，复诊

温邪逷候不解，热甚神昏，狂妄不安，脉濡尺中空豁。邪因虚瘀，直入营分。为难治之候。

北沙参三钱　鲜生地五钱　茯神三钱　黑山栀二钱　上川连五分　大腹皮二钱（洗）　橘皮一钱　粉丹皮二钱（炒）

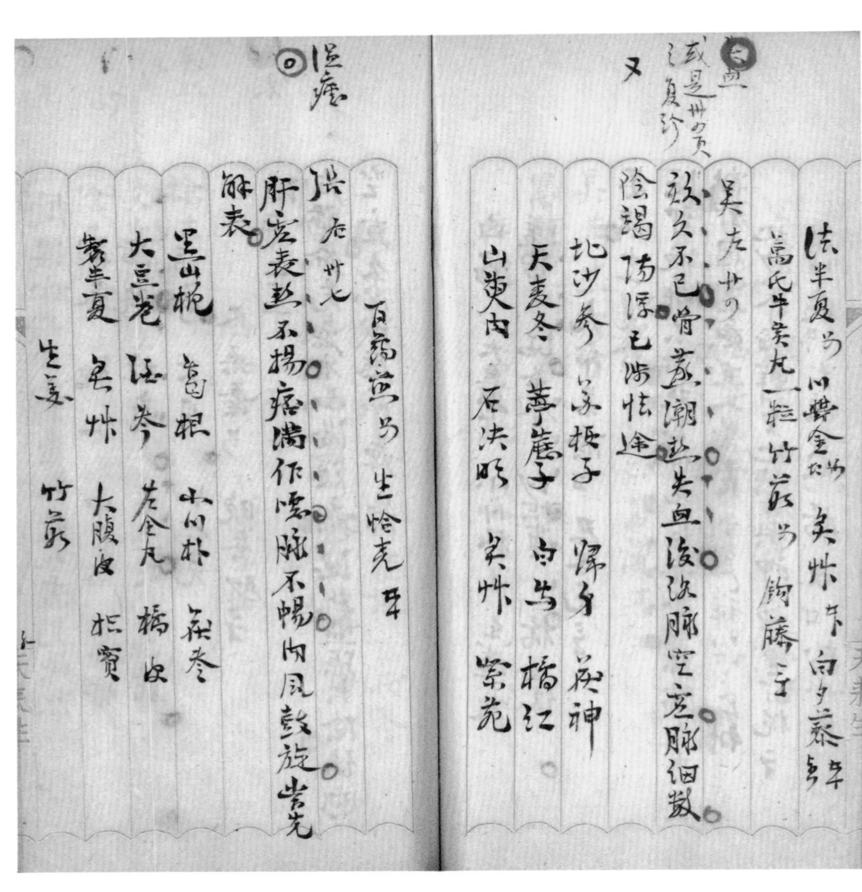

法半夏一钱五分　川郁金一钱五分　炙草五分　白夕藜五钱

万氏牛黄丸一粒　竹茹一钱五分　钩藤三钱

吴左，廿四

眉批：失血，或是卅四页之复诊。

咳久不已，骨蒸潮热，失血后，络脉空虚，脉细数。阴竭阳浮，已涉怯途。

北沙参　苏梗子　归身　茯神　天麦冬　葶苈子　白芍　橘红　山萸肉　石决明　炙草　紫菀

百药煎一钱五分　生蛤壳五钱

张右，卅七

眉批：温痉。

肝虚表热不扬，痞满作恶，脉不畅。内风鼓旋，当先解表。

黑山栀　葛根　小川朴　茯苓　大豆卷　酒芩　左金丸　橘皮　制半夏　炙草　大腹皮　枳实

生姜　竹茹

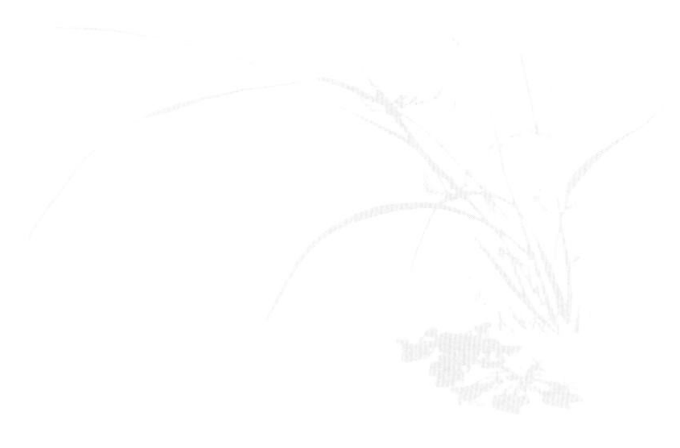

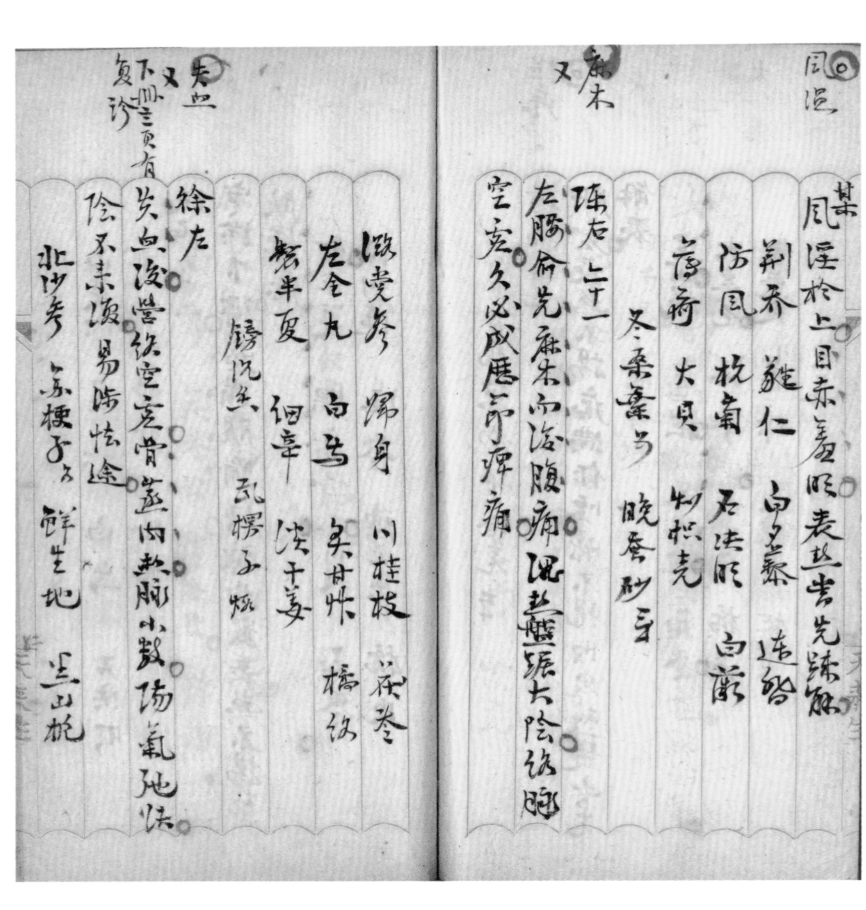

风湿

某 风湿於上目赤羞明表热当先疏解

荆芥 蕤仁 白蒺藜 连翘

防风 杭菊 石决明 白薇

薄荷 大贝 炒枳壳

冬桑叶 晚蚕砂

麻木 又

陈右 廿一

左腕前先麻木而后腹痛湿热壅滞太阴络脉

空虚久必成历节痹痛

失血 又 下册三页有复诊

徐左

失血後营络空虚胃纳内热脉小数阳气弛怯

阴不来复易涉怯途

潞党参 归身 川桂枝 茯苓

左金丸 白芍 炙甘草 橘络

制半夏 细辛 淡干姜

镑沉香 瓦楞子煅

北沙参 苏梗子 鲜生地 怀山药

某

眉批：风温。

风淫于上，目赤羞明，表热当先疏解。

荆乔[1]　蕤仁　白夕藜　连翘　防风　杭菊　石决明　白薇　薄荷　大贝　炒枳壳

冬桑叶一钱五分　晚蚕砂三钱

陈右，六十一

眉批：麻木，又。

左腰俞先麻木而后腹痛，湿热盘踞大[2]阴，络脉空虚，久必成历节痹痛。

潞党参　归身　川桂枝　茯苓　左金丸　白芍　炙甘草　橘皮　制半夏　细辛　淡干姜　镑沉香　瓦楞子（煅）

徐左

眉批：失血，下册二二页有复诊。

失血后，营络空虚，骨蒸内热，脉小数。阳气弛张，阴不来复，易涉怯途。

北沙参　苏梗子各　鲜生地　黑山栀

① 荆乔：当作“荆芥”。
② 大：疑作“太”。

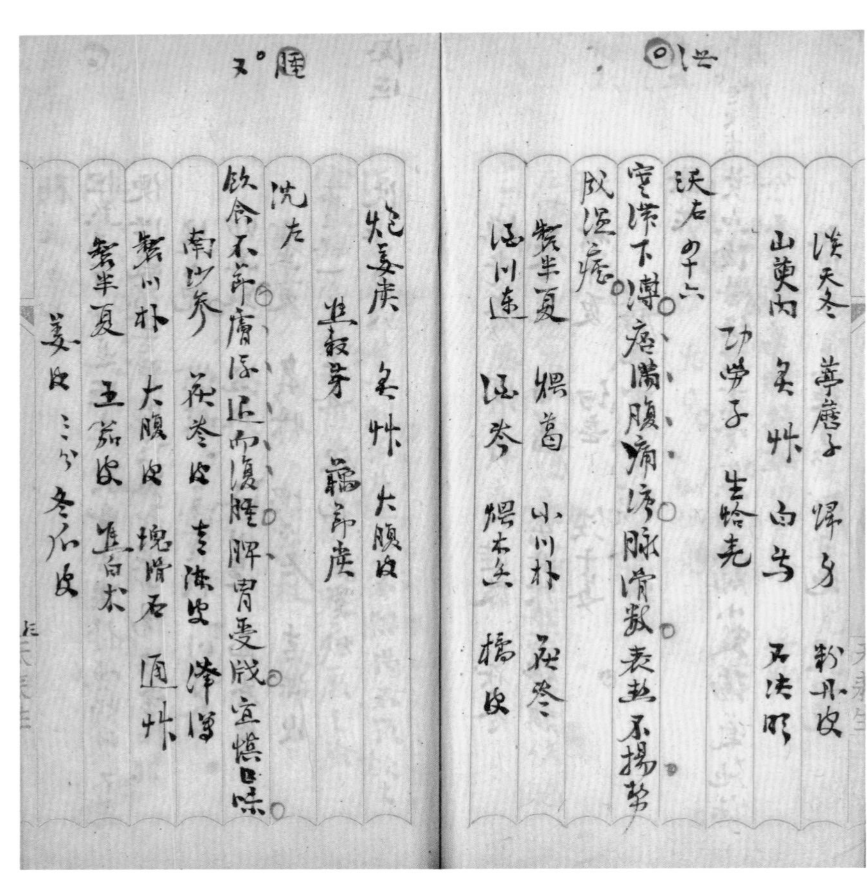

泄〇

淡天冬 葶藶子 焊身 粉丹皮
山萸肉 炙草 白芍 石决明
功劳子 生蛤壳
沈右 四十六
室滞下瀉，痞满腹痛，滞脉滑数，表热不扬，势成湿痞。
製半夏 煨葛 小川朴 茯苓
酒川连 酒芩 煨木香 橘皮

腫〇又

炮姜炭 炙草 大腹皮
焦穀芽 藕節炭
沈左
饮食不节，屡伤延而復腫，脾胃受戕，宜慎口味。
南沙参 茯苓皮 青陈皮 泽泻
製川朴 大腹皮 块滑石 通草
製半夏 五加皮 焦白术
姜皮三分 冬瓜皮

淡天冬　葶苈子　归身　粉丹皮　山萸肉　炙草　白芍　石决明

功劳子　生蛤壳

沃右，四十六

眉批：泄。

寒滞下溥，痞满腹痛溏。脉滑数，表热不扬，势成温痉。

制半夏　煨葛　小川朴　茯苓　酒川连　酒芩　煨木香　橘皮　炮姜炭　炙草　大腹皮

焦谷芽　藕节炭

沈左

眉批：肿，又。

饮食不节，肤浮退而复肿，脾胃受戕。宜慎口味。

南沙参　茯苓皮　青陈皮　泽泻　制川朴　大腹皮　块滑石　通草　制半夏　五茄[①]皮　焦白术

姜皮三分　冬瓜皮

① 茄：当作“加”。

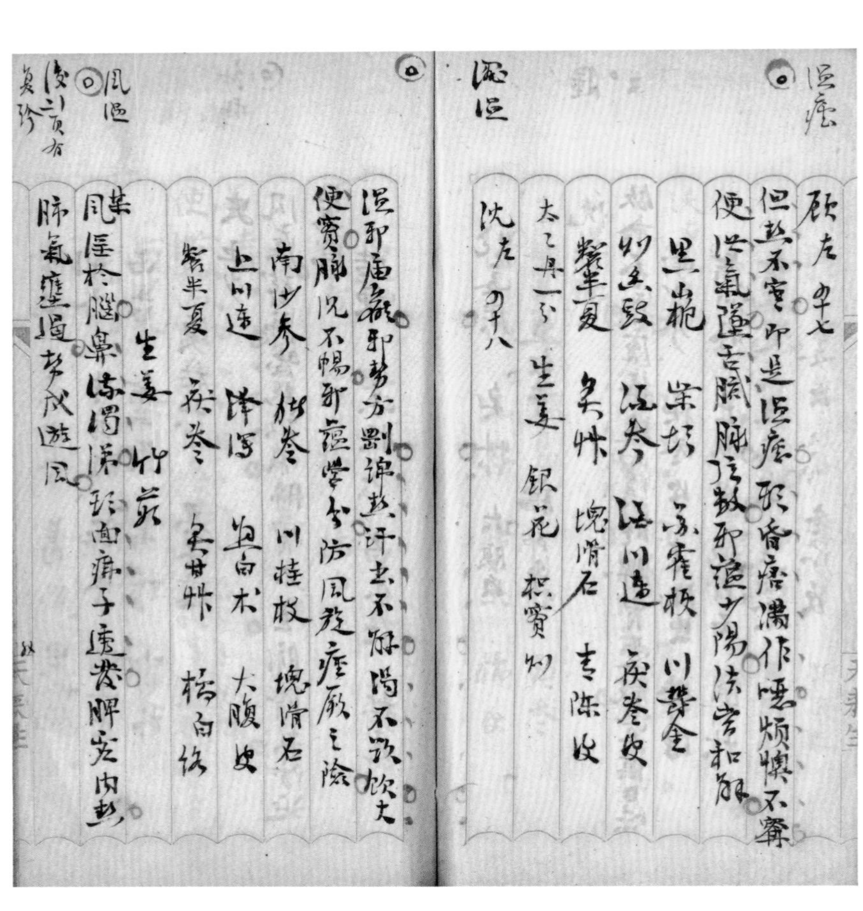

顾左，四十七

眉批：温痉。

但热不寒，即是温痉。头昏痞满作恶，烦懊不宁，便泄气坠。舌腻脉弦数，邪蕴少阳。法当和解。

黑山栀　柴胡　苏霍梗　川郁金　炒香豉　酒芩　酒川连　茯苓皮　制半夏　炙草　块滑石　青陈皮

太乙丹一分　生姜　银花　枳实（炒）

沈左，四十八

眉批：湿温。

温邪届候，邪势方刚，绵热汗出不解，渴不欲饮，大便实，脉沉不畅。邪蕴营分，防风旋痉厥之险。

南沙参　猪苓　川桂枝　块滑石　上川连　泽泻　焦白术　大腹皮　制半夏　茯苓　炙甘草　橘白皮

生姜　竹茹

某

眉批：风温，后二十一页有复诊。

风淫于脑，鼻凉浊涕，头面痱子透发。脾虚内热，肺气壅遏，势成游风。

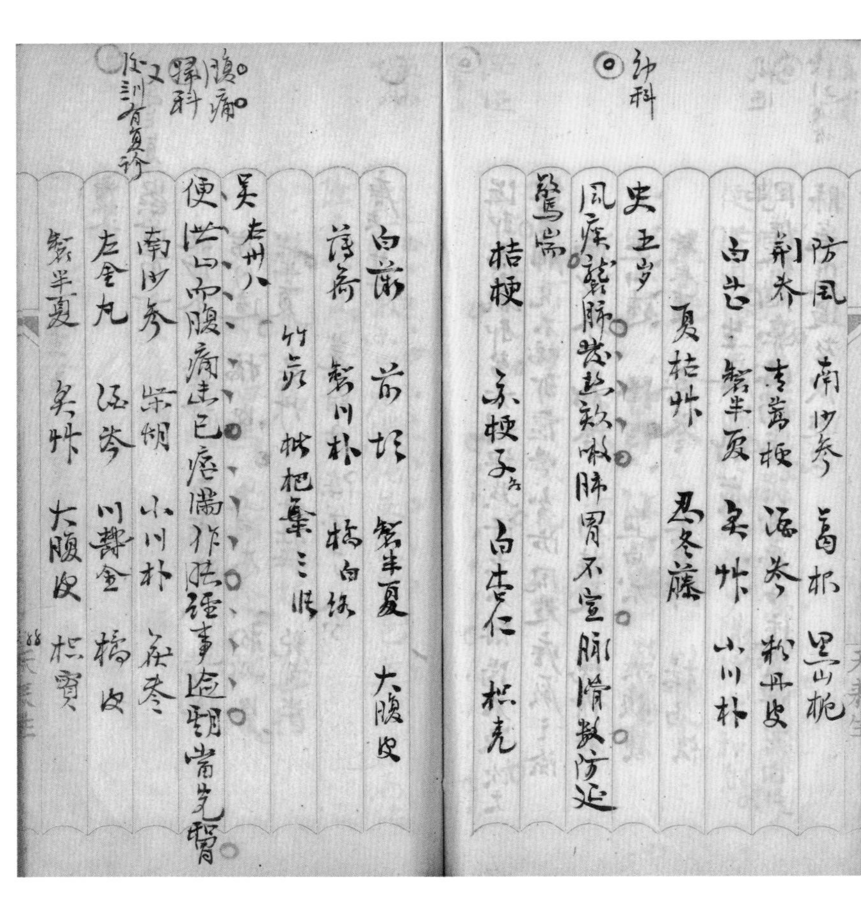

防风　南沙参　葛根　黑山栀　荆芥　青蒿梗　酒芩　粉丹皮　白芷　制半夏　炙草　小川朴

夏枯草　忍冬藤

史，五岁

眉批：幼科。

风痰袭肺，发热咳嗽，肺胃不宣，脉滑数。防延惊喘。

桔梗　苏梗子各　白杏仁　枳壳　白薇　前胡　制半夏　大腹皮　薄荷　制川朴　橘白络

竹茹　枇杷叶三张

吴右，卅八

眉批：腹痛，妇科，后三川页有复诊。

便泄止而腹痛未已，痞满作胀，经事逾期。当先和胃。

南沙参　柴胡　小川朴　茯苓　左金丸　酒芩　川郁金　橘皮　制半夏　炙草　大腹皮　枳实

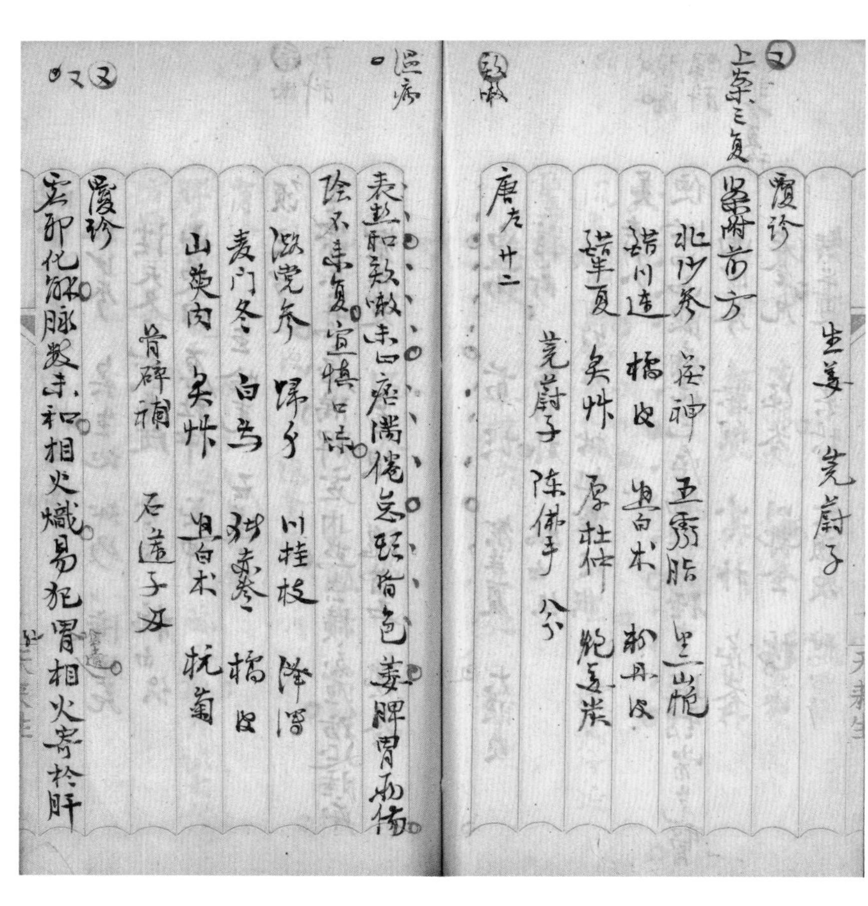

生姜　茺蔚子

复诊

眉批：上案之复。

案附前方。

北沙参　茯神　五灵脂　黑山栀　醋川连　橘皮　焦白术　粉丹皮　醋半夏　炙草　厚杜仲　炮姜炭

茺蔚子　陈佛手八分

唐左，廿二

眉批：咳嗽，温病。

表热和，咳嗽未止，痞满倦怠，头昏色萎。脾胃两伤，阴不来复，宜慎口味。

潞党参　归身　川桂枝　泽泻　麦门冬　白芍　猪赤苓　橘皮　山萸肉　炙草　焦白术　杭菊

骨碎补　石莲子一两

复诊

眉批：又又。

虚邪化解，脉数未和，相火炽，易犯胃阴，相火寄于肝

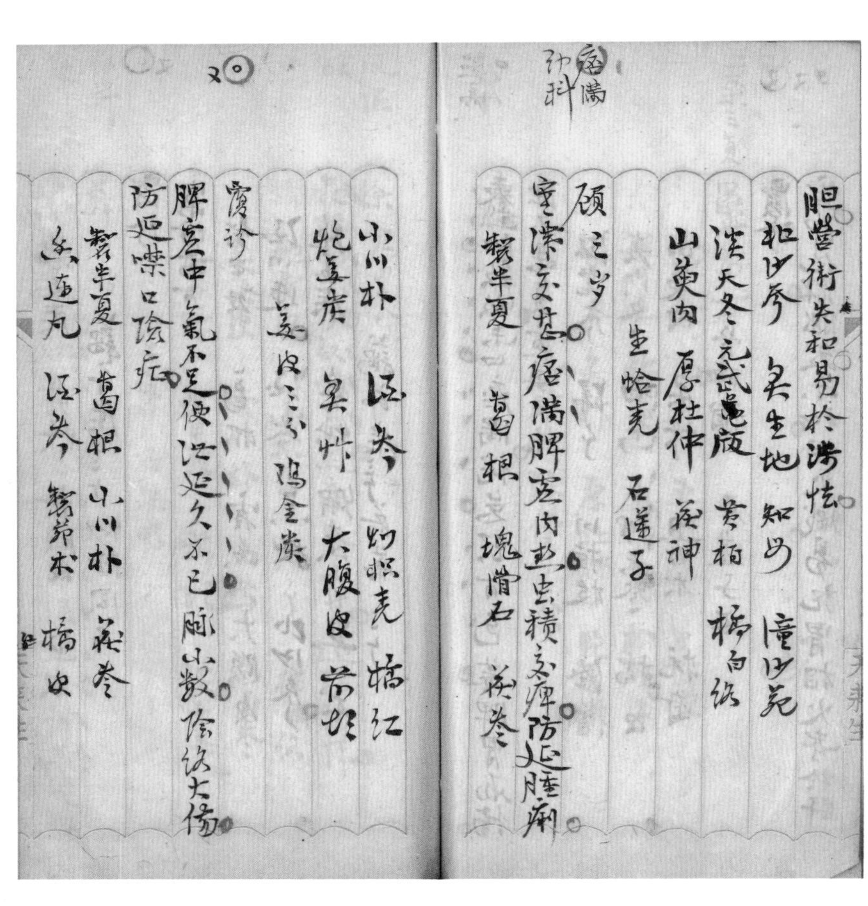

痞满 外科

胆营衔失和易於潮怯
北沙参 炙生地 知母 潼沙苑
淡天冬 元武版 黄柏 橘白络
山萸肉 厚杜仲 茯神
生蛤壳 石莲子

顾 三岁
室滞交甚痞满脾虚内热虫积变痹防延膨满
制半夏 葛根 块滑石 茯苓
小川朴 潞参 炒枳壳 橘红
炮姜炭 炙草 大腹皮 荷梗
姜皮三分 鸡金炭

覆诊
脾虚中气不足便泄延久不已脉小数防延大伤
防延噤口痢症
制半夏 葛根 小川朴 茯苓
香连丸 潞参 制苍术 橘皮

胆。营卫失和，易于涉怯。

北沙参　炙生地　知母　潼沙苑　淡天冬　元武版　黄柏　橘白络　山萸肉　厚杜仲　茯神

生蛤壳　石莲子

顾，三岁

眉批：痞满，幼科。

寒滞交甚，痞满，脾虚内热，虫积交痹，防延肿痢。

制半夏　葛根　块滑石　茯苓　小川朴　酒芩　炒枳壳　橘红　炮姜炭　炙草　大腹皮　前胡

姜皮三分　鸡金炭

复诊

脾虚中气不足，便泄延久不已，脉小数。阴络大伤，防延噤口险症。

制半夏　葛根　小川朴　茯苓　香连丸　酒芩　制茆术[1]　橘皮

[1] 茆术：当作“茅术”。后同。

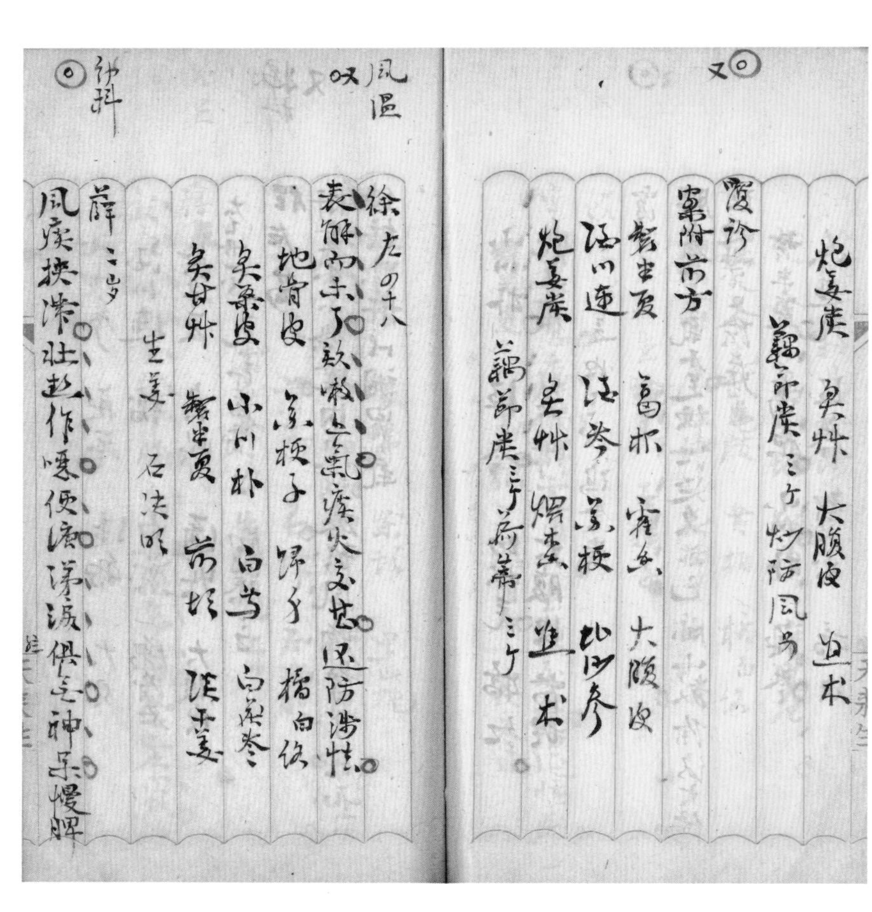

炮姜炭　炙草　大腹皮　焦术

藕节炭三个　炒防风一钱五分

复诊

案附前方。

制半夏　葛根　藿香　大腹皮　酒川连　酒芩　苏梗　北沙参　炮姜炭　炙草　煨木香　焦术

藕节炭三个　荷蒂三个

徐左，四十八

眉批：风温。

表解而未了，咳嗽无气，痰火交甚。还防涉怯。

地骨皮　苏梗子　归身　橘白络　炙桑皮　小川朴　白芍　白茯苓　炙甘草　制半夏　前胡　淡干姜

生姜　石决明

薛，二岁

眉批：幼科。

风痰挟滞，壮热作恶，便溏，涕泪俱无，神呆。慢脾

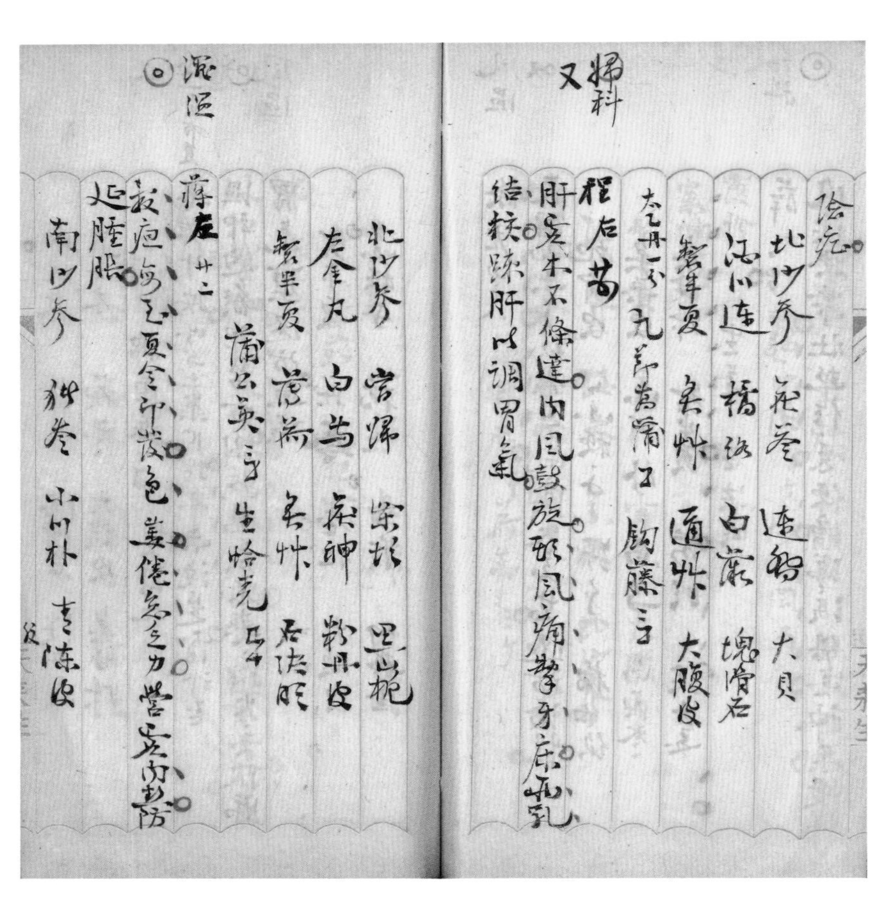

险疟 北沙参 茯苓 连翘 大贝
川连 橘络 白蔻 块滑石
制半夏 焦术 通草 大腹皮
太乙丹一分 九节菖蒲 丁 钩藤 三

妇科 又

程右 苟
肝气木不条达，内风鼓旋，头风痛掣牙床，气乱结核，疏肝以调胃气。

泄泻
北沙参 当归 紫苏 黑山栀
左金丸 白芍 茯神 粉丹皮
制半夏 蔻壳 焦术 石决明
蒲公英 三 生蛤壳 五

蒋左 廿二
飧泄每至夏令即发，色萎，倦怠乏力，营虚而郁，防延肿胀。
南沙参 猪苓 小川朴 青陈皮

险症。

北沙参　茯苓　连翘　大贝　酒川连　橘络　白薇　块滑石　制半夏　炙草　通草　大腹皮

太乙丹一分　九节菖蒲一钱　钩藤三钱

程右，廿四

眉批：妇科，又。

肝虚木不条达，内风鼓旋，头风痛掣牙床，两乳结核，疏肝以调胃气。

北沙参　当归　柴胡　黑山栀　左金丸　白芍　茯神　粉丹皮　制半夏　薄荷　炙草　石决明

蒲公英三个　生蛤壳五钱

蒋左，廿二

眉批：湿温。

谷疸每至夏令即发，色萎，倦怠乏力，营虚内热。防延肿胀。

南沙参　猪苓　小川朴　青陈皮

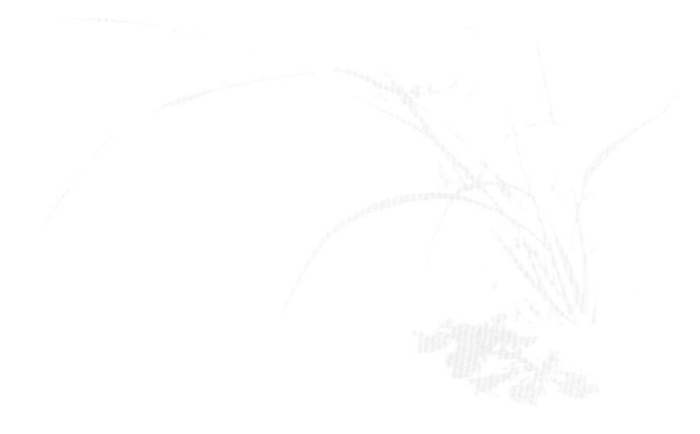

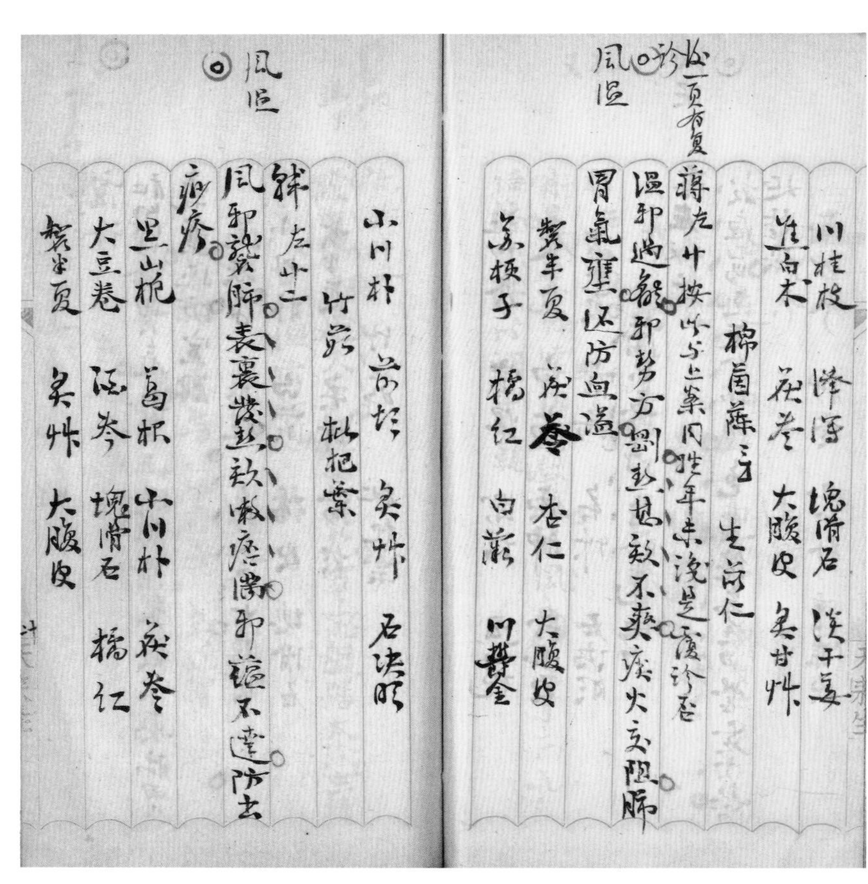

风温 诊 此一页有复

川桂枝 泽泻 块滑石 淡干姜

焦白术 茯苓 大腹皮 炙甘草

棉茵陈 生苡仁

蒋左 廿按 此与上案同，性年未浅，是复诊否

温邪遏龙，邪势方刚，热甚，咳不爽，痰火交阻肺

胃气壅，还防血溢

制半夏 茯苓 杏仁 大腹皮

炙枳子 橘红 白薇 川郁金

风温

小川朴 前胡 炙草 石决明

竹茹 枇杷叶

钟左 廿二

风邪袭肺，表里发热，咳嗽痰黏，邪蕴不达，防出

痧疹

黑山栀 葛根 小川朴 茯苓

大豆卷 猪苓 块滑石 橘红

制半夏 炙草 大腹皮

川桂枝　泽泻　块滑石　淡干姜　焦白术　茯苓　大腹皮　炙甘草

棉[1]　茵陈三钱　生苡仁

蒋左，廿

眉批：风温，后一页有复诊。按此与上案同姓，年未说，是复诊否。

温邪遏候，邪势方刚，热甚咳不爽，痰火交阻，肺胃气壅，还防血溢。

制半夏　茯苓　杏仁　大腹皮　苏梗子　橘红　白薇　川郁金　小川朴　前胡　炙草　石决明

竹茹　枇杷叶

眉批：风温。

韩左，廿二

风邪袭肺，表里发热，咳嗽痞满，邪蕴不达，防出痧疹。

黑山栀　葛根　小川朴　茯苓　大豆卷　酒芩　块滑石　橘红　制半夏　炙草　大腹皮

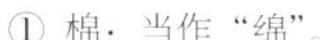

① 棉：当作“绵”。

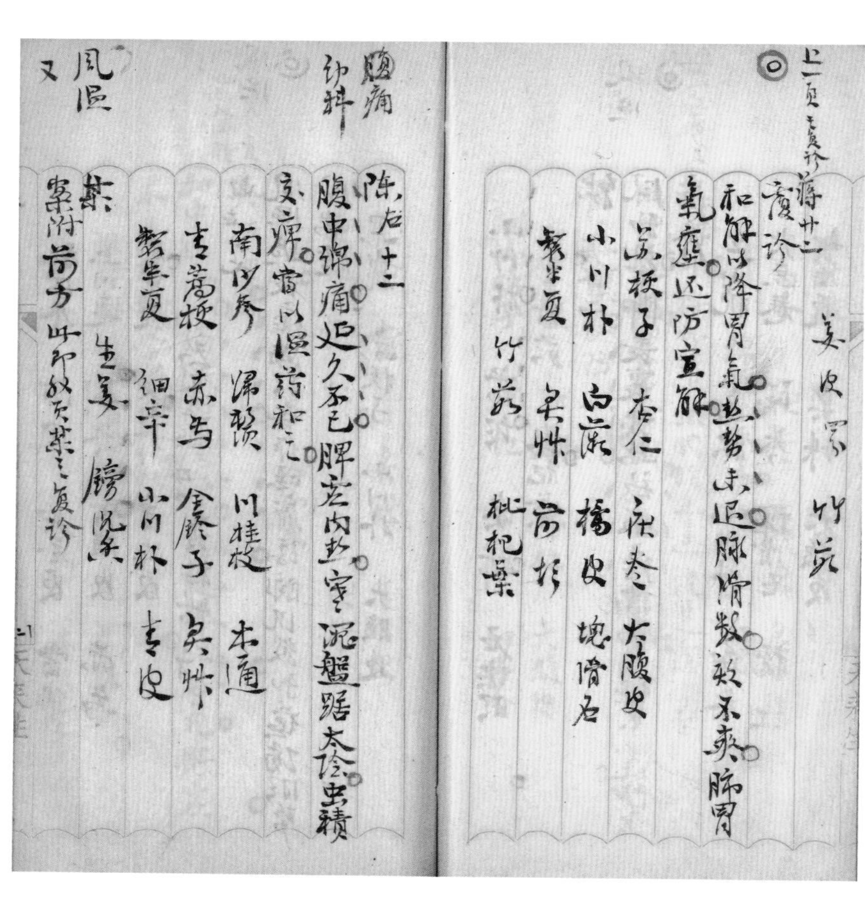

上一页之复诊

蒋 廿二

姜皮炒竹茹

复诊

和解以降胃气，热势未退，脉滑数，数不爽，肺胃气机还防宣解

山栀子 杏仁 茯苓 大腹皮
小川朴 白蔻 橘皮 块滑石
制半夏 泽泻 前胡
竹茹 枇杷叶

腹痛

陈右 十二

腹中绵痛，延久不已，脾虚内热，寒湿盘踞太阴，虫积交痹，当以温药和之

南沙参 归须 川桂枝 木通
青蒿梗 赤芍 金铃子 泽泻
制半夏 细辛 小川朴 青皮
生姜 楮实

纱胀

风温

又

案附前方

姜皮四分　竹茹

蒋，廿二，复诊

眉批：上一页之复诊。

和解以降胃气，热势未退，脉滑数，咳不爽。肺胃气壅，还防宣解。

苏梗子　杏仁　茯苓　大腹皮　小川朴　白薇　橘皮　块滑石　制半夏　炙草　前胡

竹茹　枇杷叶

陈右，十二

眉批：腹痛，幼科。

腹中绵痛，延久不已，脾虚内热，寒湿盘踞太阴，虫积交痹。当以温药和之。

南沙参　归须　川桂枝　木通　青蒿梗　赤芍　金铃子　炙草　制半夏　细辛　小川朴　青皮

生姜　镑沉香

某

眉批：风温，又，此即8又某之复诊。

案附前方。

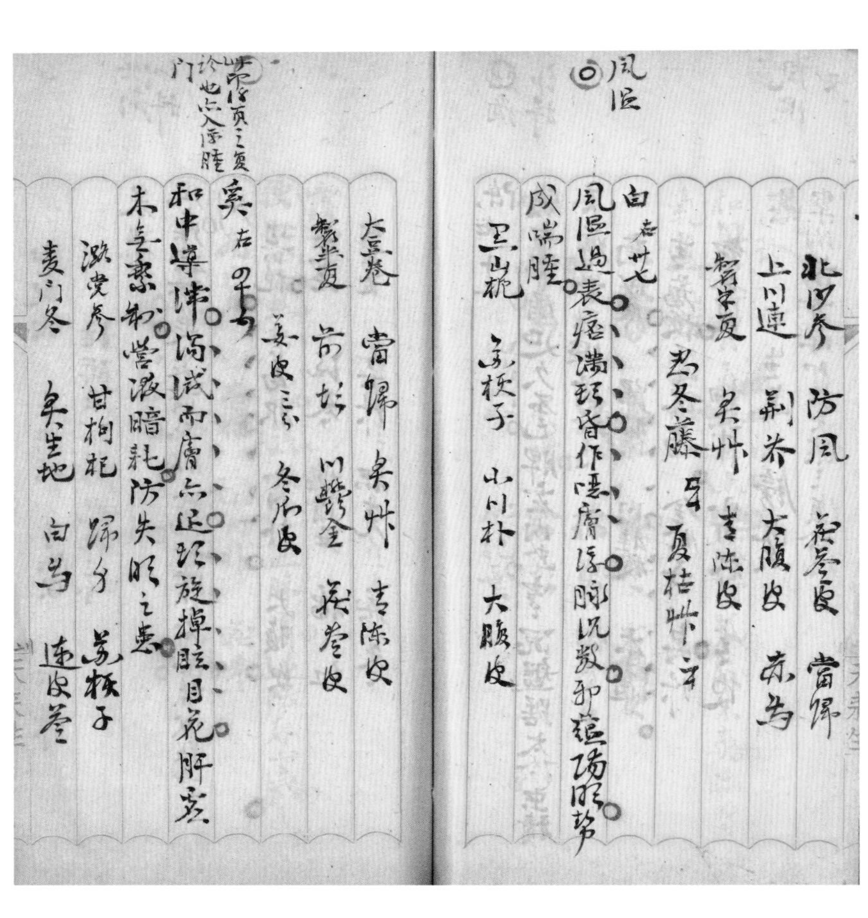

凤泾

北沙参 防风 茯苓皮 当归
上川连 荆芥 大腹皮 赤芍
制半夏 炙草 青陈皮
忍冬藤 半夏 桔梗

白 右廿七
风温遏表，疮满环皆作，唇肤脉沉数，邪蕴阳明，势成喘肿。
黑山栀 炙枳子 小川朴 大腹皮

大豆卷 当归 炙草 青陈皮
制半夏 前胡 川郁金 茯苓皮
炙皮三分 冬瓜皮

此系脘之复诊也，亦入浮肿门

奚 右 四十二
和中焦，湿阻而唇亦延环，旋掉眩，目花肝炎，木气素郁，营液暗耗，防失眠之患。
潞党参 甘枸杞 归身 炙枳子
麦门冬 炙生地 白芍 连皮苓

北沙参　防风　茯苓皮　当归　上川连　荆芥　大腹皮　赤芍　制半夏　炙草　青陈皮

忍冬藤五钱　夏枯草二钱

白右，卅七

眉批：风温。

风温遏表，痞满头昏作恶，肤浮，脉沉数。邪蕴阳明，势成喘肿。

黑山栀　苏梗子　小川朴　大腹皮　大豆卷　当归　炙草　青陈皮　制半夏　前胡　川郁金　茯苓皮

姜皮三分　冬瓜皮

奚右，四十五

眉批：此即18页之复诊也，亦入浮肿门。

和中导滞，浊减而肤亦退，头旋掉眩目花，肝虚木无承制。营液暗耗，防失明之患。

潞党参　甘枸杞　归身　苏梗子　麦门冬　炙生地　白芍　连皮苓

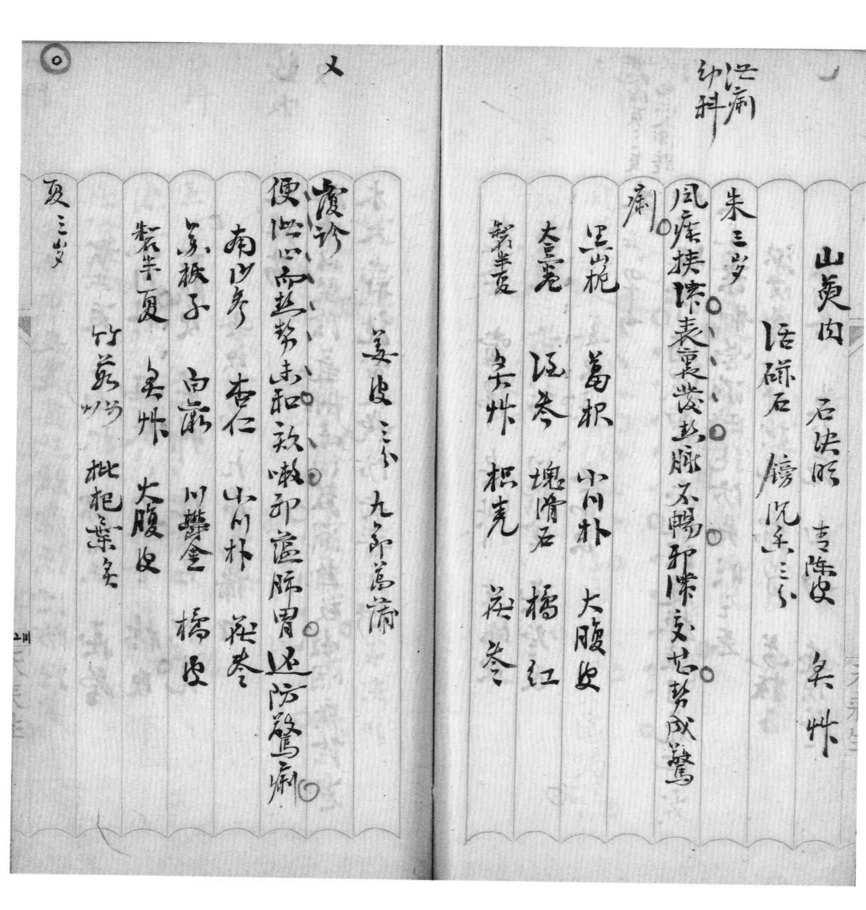

山萸肉　石决明　青陈皮　炙草

活磁石　镑沉香三分

朱，三岁

眉批：泄痢，幼科。

风痰挟滞，表里发热，脉不畅。邪滞交甚，势成惊痢。

黑山栀　葛根　小川朴　大腹皮　大豆卷　酒芩　块滑石　橘红　制半夏　炙草　枳壳　茯苓

姜皮三分　九节菖蒲

复诊

便泄止而热势未和，咳嗽，邪蕴肺胃。还防惊痢。

南沙参　杏仁　小川朴　茯苓　苏梗子　白薇　川郁金　橘皮　制半夏　炙草　大腹皮

竹茹一钱五分（炒）　枇杷叶（炙）

夏，三岁

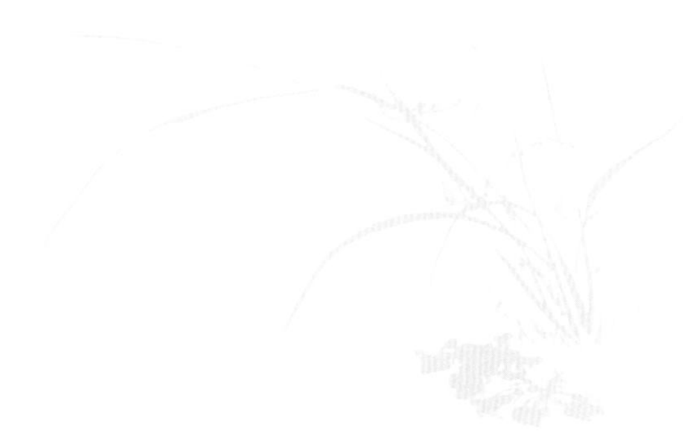

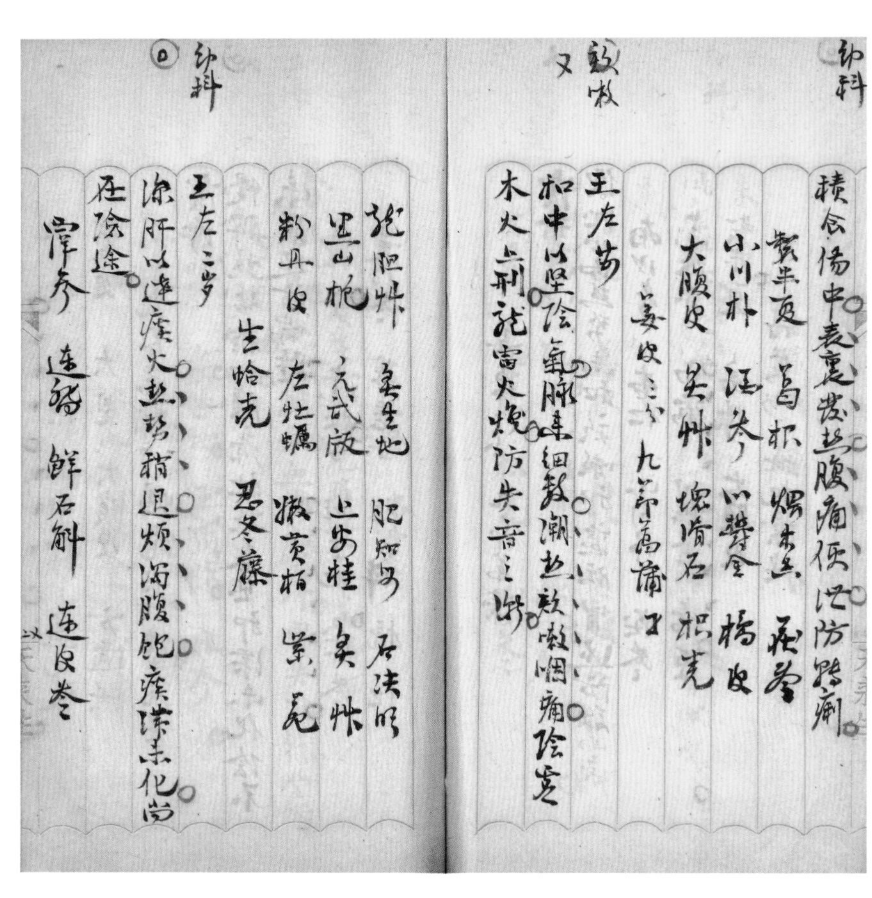

幼科

積食傷中，表邪發熱，腹痛便泄，防變痢
製半夏 葛根 焦楂 赤苓
小川朴 [illegible] [illegible] 橘皮
大腹皮 [illegible]朮 塊滑石 枳殼
姜皮三分 九節菖蒲 [illegible]

咳嗽 又

王左 [illegible]
和中以堅陰，氣脈來細數，潮熱欬嗽，咽痛陰虛，木火上刑，龍雷火熾，防失音之漸

幼科

龍膽草 鮮生地 肥知母 石決明
黑山梔 元武版 上肉桂 炙草
粉丹皮 左牡蠣 淡黃柏 紫菀
生蛤殼 忍冬藤

王左 二歲
涼肝以達痰火，熱勢稍退，煩渴腹飽，痰滯未化，尚在險途
洋參 連翹 鮮石斛 連皮苓

眉批：幼科。

积食伤中，表里发热，腹痛便泄。防转痢。

制半夏　葛根　煨木香　茯苓　小川朴　酒芩　川郁金　橘皮　大腹皮　炙草　块滑石　枳壳

姜皮三分　九节菖蒲一钱

王左，廿四

眉批：咳嗽。

和中以坚阴气，脉来细数。潮热咳嗽咽痛，阴虚木火上刑。龙雷火烧，防失音之渐。

龙胆草　炙生地　肥知母　石决明　黑山栀　元武版　上安桂　炙草　粉丹皮　左牡蛎　嫩黄柏　紫菀

生蛤壳　忍冬藤

王左，二岁

眉批：幼科。

凉肝以达痰火，热势稍退，烦浊腹饱，痰滞未化。尚在险途。

西洋参　连翘　鲜石斛　连皮苓

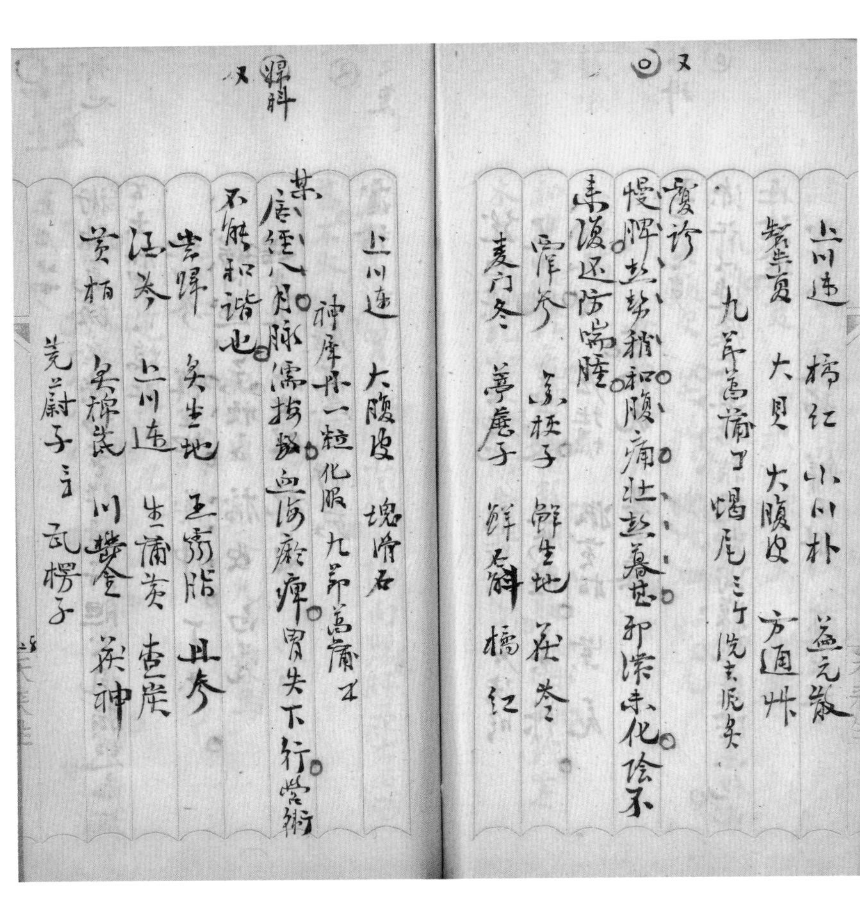

上川连　橘红　小川朴　益元散　制半夏　大贝　大腹皮　方通草

九节菖蒲一个　蝎尾三个（洗去泥炙）

复诊

慢脾，热势稍和，腹痛，壮热暮甚，邪滞未化，阴不来复，还防喘肿。

西洋参　苏梗子　鲜生地　茯苓　麦门冬　葶苈子　鲜石斛　橘红　上川连　大腹皮　块滑石

神犀丹一粒，化服　九节菖蒲一钱

某

眉批：妇科，又。

居经八月，脉濡按数，血海瘀痹，胃失下行。营卫不能和谐也。

当归　炙生地　五灵脂　丹参　酒芩　上川连　生蒲黄　查炭　黄柏　炙棉芪　川郁金　茯神

茺蔚子三钱　瓦楞子

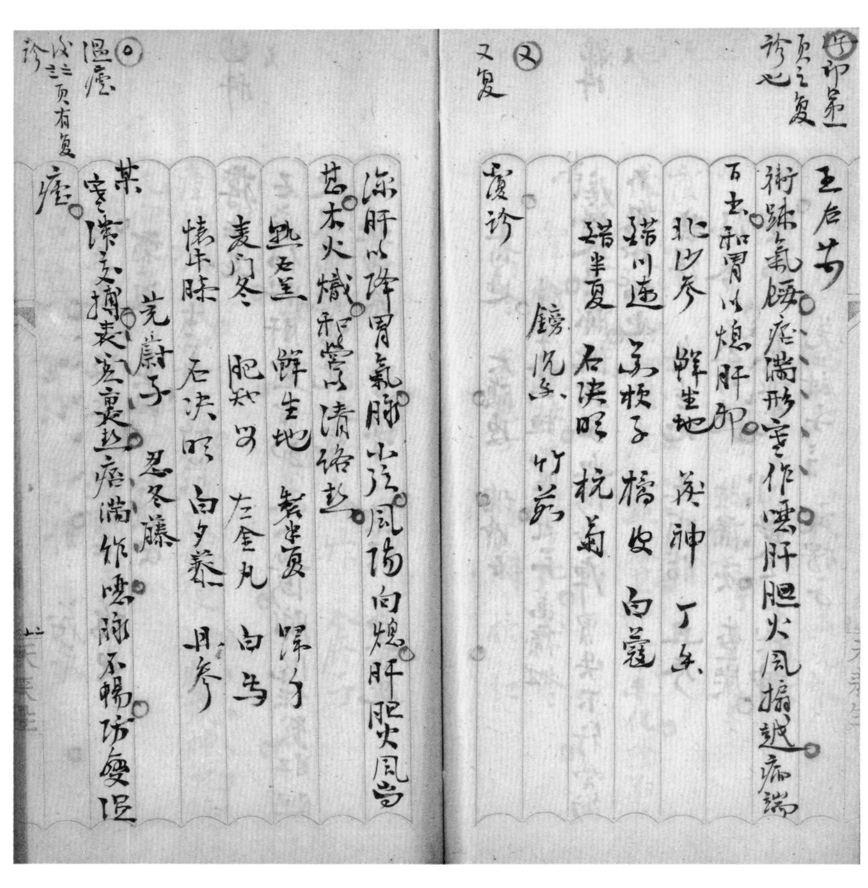

（子）卯第一页之复诊也

王右 廿

衔跳气瘀痞满形寒作恶肝胆火风扇越病端百出和胃以熄肝邪

北沙参　鲜生地　茯神　丁香

姜川连　焦栀子　橘皮　白蔻

姜半夏　石决明　杭菊

镑沉香　竹茹

（又）又复

复诊

（○）温疟　后三三页有复诊

凉肝以降胃气脉小弦风阳向熄肝胆火风当甚木火炽和营以清络热

熟石羔　鲜生地　制半夏　[illegible]

麦门冬　肥知母　左金丸　白芍

怀牛膝　石决明　白蒺藜　丹参

茺蔚子　忍冬藤

某　寒热交搏表邪里热痞满作恶脉不畅防变疟

王右，廿四

眉批：此即第一页之复诊也。

卫疏气馁，痞满形寒作恶，肝胆火风扇越，病端百出。和胃以熄肝邪。

北沙参　鲜生地　茯神　丁香　醋川连　苏梗子　橘皮　白薇　醋半夏　石决明　杭菊

镑沉香　竹茹

复诊

眉批：又复。

凉肝以降胃气，脉小弦，风阳向熄。肝胆火风尚甚，木火炽，和营以清络热。

熟石膏　鲜生地　制半夏　归身　麦门冬　肥知母　左金丸　白芍　怀牛膝　石决明　白夕藜　丹参

茺蔚子　忍冬藤

某

眉批：温痉，后三三页有复诊。

寒滞交搏，表虚里热，痞满作恶，脉不畅，防变温痉。

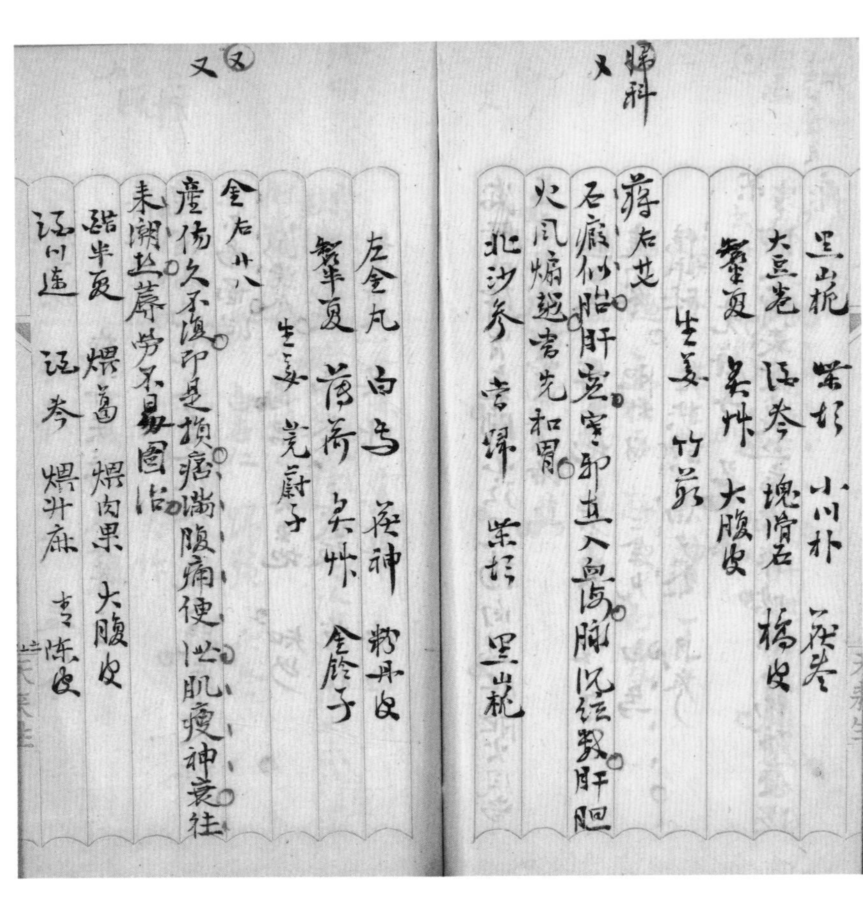

妇科　又

黑山栀　紫苏　小川朴　茯苓
大豆卷　酒芩　块滑石　橘皮
制夏　吴萸　大腹皮
生姜　竹茹

蒋右廿

石瘕似胎，肝家寒邪直入血海，脉沉弦数，肝胆火风煽起，当先和胃。

北沙参　当归　紫苏　黑山栀

又

左金丸　白芍　茯神　粉丹皮
制半夏　薄荷　吴萸　金铃子
生姜　茺蔚子

金右廿八

产伤久不复，即是损怯，腹痛便泄，肌瘦神衰，往来潮热，蓐劳不易图治。

甜半夏　煨葛　煨肉果　大腹皮
酒川连　酒芩　煨升麻　青陈皮

黑山栀　柴胡　小川朴　茯苓　大豆卷　酒芩　块滑石　橘皮　制半夏　炙草　大腹皮

生姜　竹茹

蒋右，廿七

眉批：妇科，又。

石瘕似胎，肝虚，寒邪直入血海，脉沉弦数。肝胆火风煽越，当先和胃。

北沙参　当归　柴胡　黑山栀　左金丸　白芍　茯神　粉丹皮　制半夏　薄荷　炙草　金铃子

生姜　茺蔚子

金右，廿八

眉批：又又。

产伤久不复，即是损。痞满腹痛便泄，肌瘦神衰，往来潮热。蓐劳不易图治。

醋半夏　煨葛　煨肉果　大腹皮　酒川连　酒芩　煨升麻　青陈皮

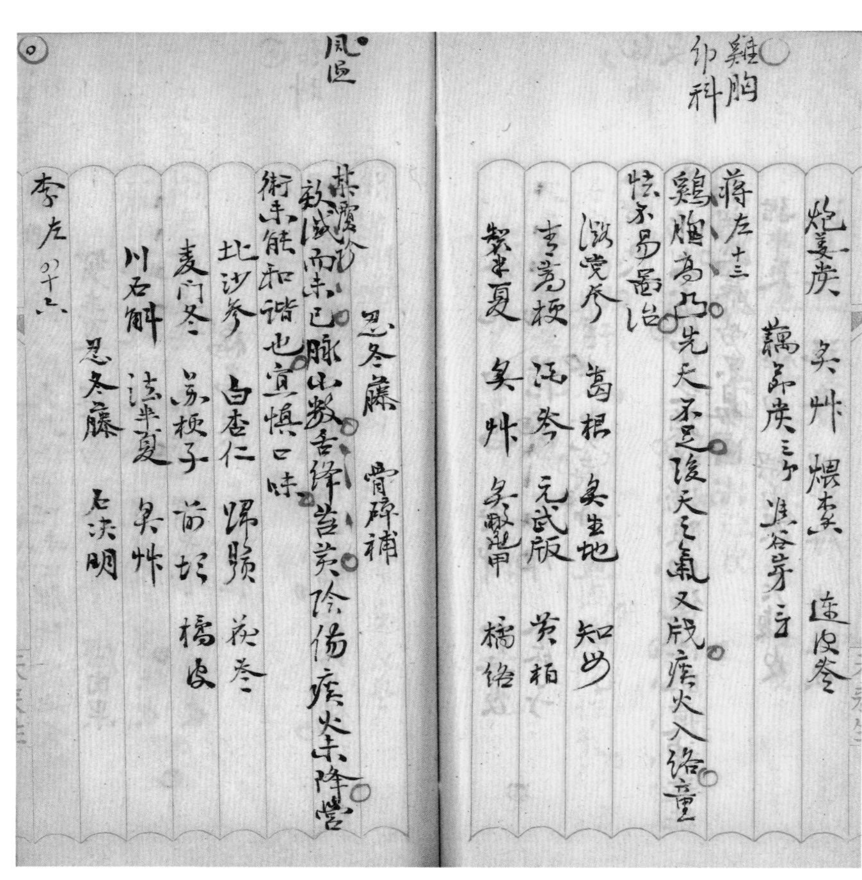

雞胸 外科

炮姜炭 炙艸 煨木香 连皮苓
藕節炭三个 焦谷芽三钱

蒋左 十三
鷄胸為患，先天不足，後天之氣又戕，痰火入絡，童怯不易圖治。
潞党參 葛根 炙生地 知母
苦桔梗 茯苓 元武版 黄柏
製半夏 炙艸 炙鱉甲 橘絡

風邪

忍冬藤 骨碎補

林澧珍
欬嗽而未已，脉小数，舌绛苔黄，陰傷痰火未降，營衛未能和谐也，宜慎口味。
北沙参 白杏仁 蜾贝 茯苓
麦门冬 苏梗子 前胡 橘皮
川石斛 法半夏 炙艸
忍冬藤 石决明

李左 四十六

炮姜炭　炙草　煨木香　连皮苓

藕节炭三个　焦谷芽三钱

蒋左，十三

眉批：鸡胸，幼科。

鸡胸高凸，先天不足，后天之气又戕。痰火入络，童怯不易图治。

路党参　葛根　炙生地　知母　青蒿梗　酒芩　元武版　黄柏　制半夏　炙草　炙鳖甲　橘络

忍冬藤　骨碎补

某，复诊

眉批：风温。

咳减而未已，脉小数，舌绛苔黄。阴伤痰火未降，营卫未能和谐也。宜慎口味。

北沙参　白杏仁　归须　茯苓　麦门冬　苏梗子　前胡　橘皮　川石斛　法半夏　炙草

忍冬藤　石决明

李左，四十六

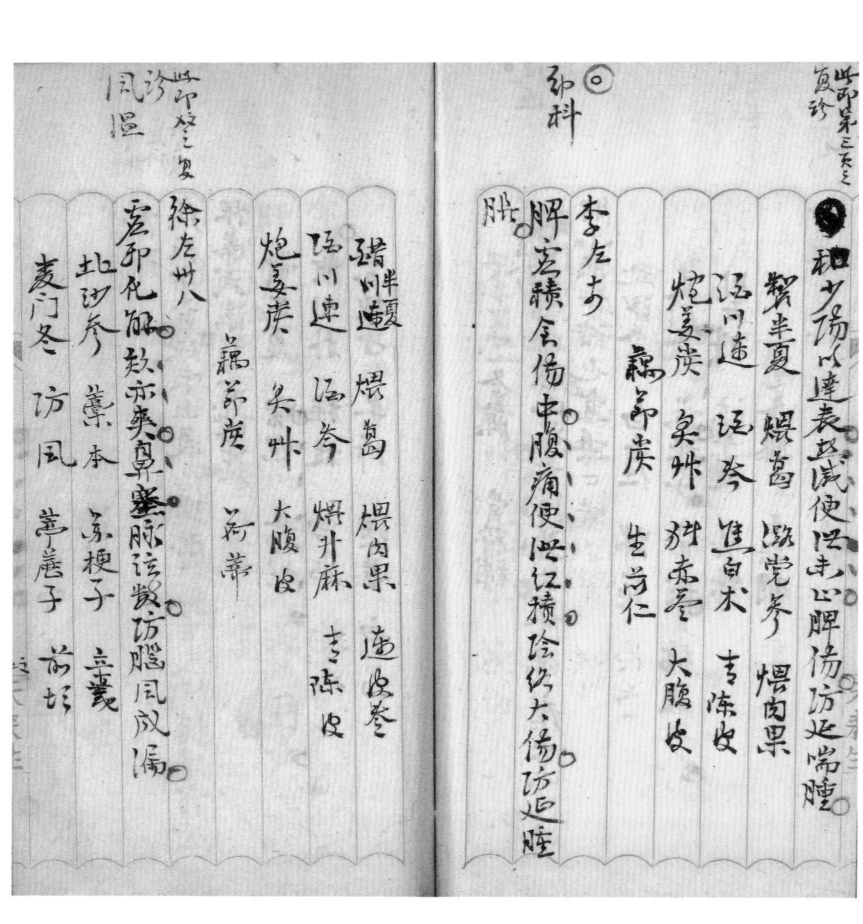

此卯第三天之复诊

卯科

和少阳以达表越减便泄未止脾伤防延喘肿

制半夏 煨葛 炒党参 煨肉果

酒川连 酒芩 焦白术 青陈皮

炮姜炭 炙草 猪赤苓 大腹皮

藕节炭 生苡仁

李左廿

脾虚积食伤中腹痛便泄红积除以大伤防延肿胀

此卯癸之复诊

风温

猪川连半夏 煨葛 煨肉果 连皮苓

酒川连 酒芩 煨升麻 青陈皮

炮姜炭 炙草 大腹皮

藕节炭 荷蒂

徐左卅八

风邪化解热亦爽鼻塞脉弦数防脑风成漏

北沙参 藁本 苦桔梗 辛夷

麦门冬 防风 葶苈子 前胡

眉批：此即第三页之复诊。

和少阳以达表，热腻便泄未止，脾伤。防延喘肿。

制半夏　煨葛　路党参　煨肉果　酒川连　酒芩　焦白术　青陈皮　炮姜炭　炙草　猪赤苓　大腹皮

藕节炭　生苡仁

李左，十四

眉批：幼科。

脾虚积食伤中，腹痛便泄红积，阴络大伤，防延肿胀。

醋半夏　煨葛　煨肉果　连皮苓　酒川连　酒芩　煨升麻　青陈皮　炮姜炭　炙草　大腹皮

藕节炭　荷蒂

徐左，卅八

眉批：风温，此即又又三之复诊。

虚邪化解，咳亦爽，鼻塞，脉弦数。防脑风成漏。

北沙参　藁本　苏梗子　辛夷　麦门冬　防风　葶苈子　前胡

又 此条係七页诊の十三之复诊，俟與上条之复诊也

川石斛 薄荷 小川朴 橘红
竹茹 石决明

诊の十三 复诊
痰饮中意，欬嗽上气，痞满，脉弦数，舌白腻，清[illegible][illegible][illegible]，根蒂式微，势成哮疾。
制半夏 当归 前胡 茯苓
制川朴 桂枝 白杏 橘红
苏梗子 炙草 淡干姜 白芍

又 不寐

枳椇子 功劳子

李左 の十三
肝虚则火炎，胆热则风生，肝胆火风煽越，痞满烦懊，不易成寐。肝病及胃，病从丛生，当先和胃。
北沙参 茯神 葶苈子 黑山栀
赭川连 橘皮 白蒺藜 粉丹皮
赭半夏 枳实 厚杜仲 石决明
骨碎补 活磁石 辰砂安神丸

川石斛　薄荷　小川朴　橘红

竹茹　石决明

谢，四十三，复诊

眉批：又，此条似七页谢四十三之复诊，决非上条之复诊也。

痰饮中虚，咳嗽上气痞满，脉弦数，舌白腻。清阳薄索，根蒂式微，势成哮疾。

制半夏　当归　前胡　茯苓　制川朴　桂枝　白杏　橘红　苏梗子　炙草　淡干姜　白芍

枳椇子　功劳子

李左，四十三

眉批：不寐，又。

肝虚则火炎，肝热则风生，肝胆火风煽越，痞满烦懊，不易成寐。肝病及胃，病诸丛生，当先和胃。

北沙参　茯神　葶苈子　黑山栀　醋川连　橘皮　白夕藜　粉丹皮　醋半夏　枳实　厚杜仲　石决明

骨碎补　活滋石　辰砂安神丸

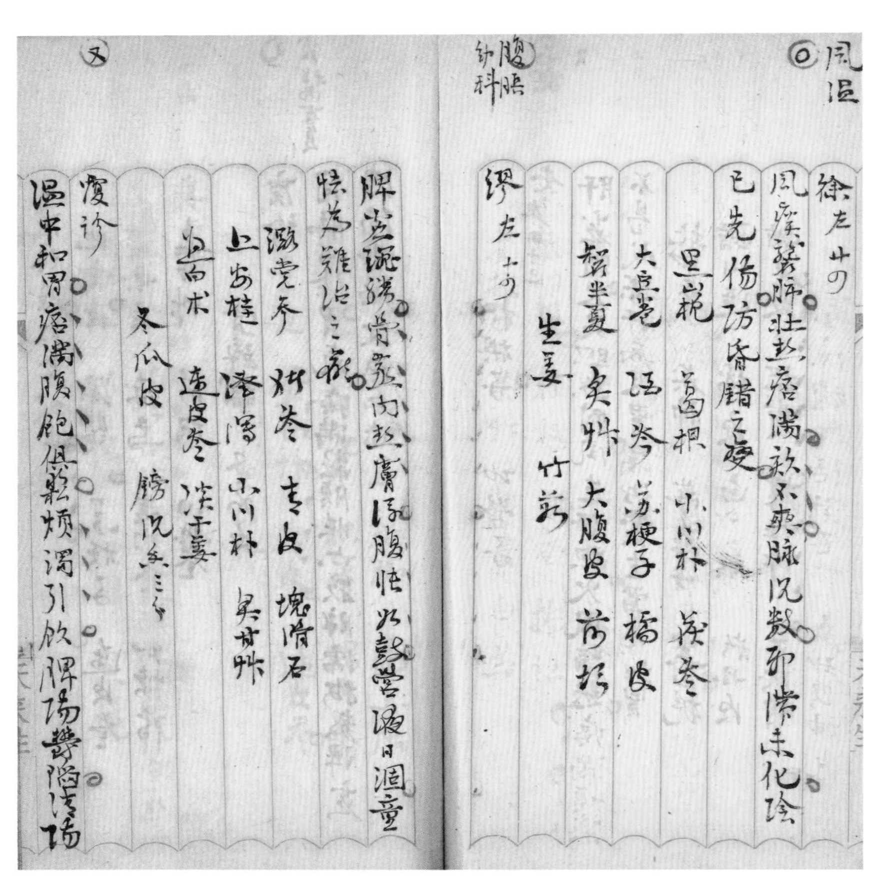

徐左，廿四

眉批：风温。

风痰袭肺，壮热痞满，咳不爽，脉沉数。邪滞未化，阴已先伤，防昏错之变。

黑山栀　葛根　小川朴　茯苓　大豆卷　酒芩　苏梗子　橘皮　制半夏　炙草　大腹皮　前胡

生姜　竹茹

缪左，十四

眉批：腹胀，幼科。

脾虚湿胜，骨蒸内热肤浮，腹胀如鼓。营液日涸，童怯为难治之候。

路党参　猪苓　青皮　块滑石　上安桂　泽泻　小川朴　炙甘草　焦白术　连皮苓　淡干姜

冬瓜皮　镑沉香三分

复诊

温中和胃，痞满腹饱俱松，烦渴引饮，脾阳郁陷，清阳

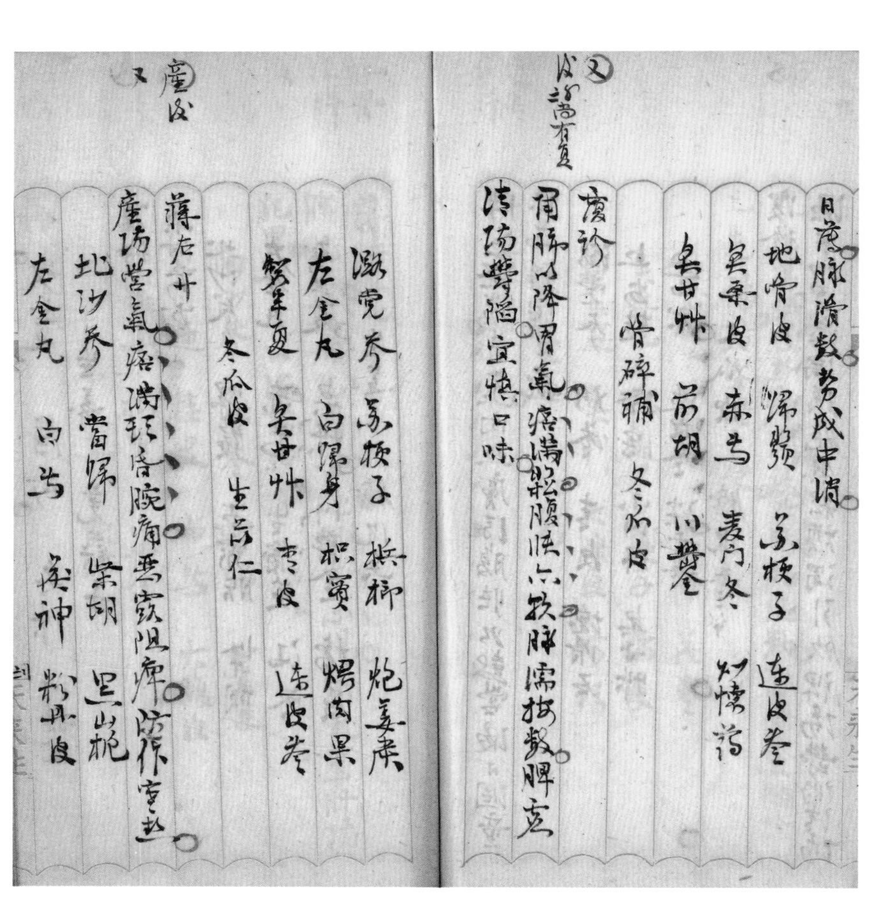

又 后诊尚有复

日 痞 脉滑数 势成中消

地骨皮 归须 炒枳子 连皮苓

炙桑皮 赤芍 麦门冬 炒橘络

炙甘草 前胡 川贝

骨碎补 冬瓜皮

复诊

用肺以降胃气 痞满脘腹胀 兼秋脉濡数 脾虚

清肠养阴 宜慎口味

产后 又

潞党参 炒枳子 槟榔 炮姜炭

左金丸 白归身 枳实 煨肉果

制半夏 炙甘草 青皮 连皮苓

冬瓜皮 生苡仁

蒋左廿

产后营气痞满胀胸 脘痛 恶露阻滞 作寒热

北沙参 当归 柴胡 黑山栀

左金丸 白芍 茯神 粉丹皮

日薄，脉滑数。势成中消。

地骨皮　归须　苏梗子　连皮苓　炙桑皮　赤芍　麦门冬　炒怀药　炙甘草　前胡　川郁金

骨碎补　冬瓜皮

复诊

眉批：后三十八尚有复。

肃肺以降胃气，痞满松，腹胀亦软，脉濡按数。脾虚清阳郁陷，宜慎口味。

路党参　苏梗子　槟榔　炮姜炭　左金丸　白归身　枳实　煨肉果　制半夏　炙甘草　枣皮　连皮苓

冬瓜皮　生苡仁

蒋右，廿

眉批：产后，又。

产伤营气，痞满头昏腕[1] 痛，恶露阻痹，防作寒热。

北沙参　当归　柴胡　黑山栀　左金丸　白芍　茯神　粉丹皮

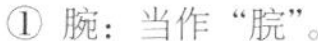

① 腕：当作“脘”。

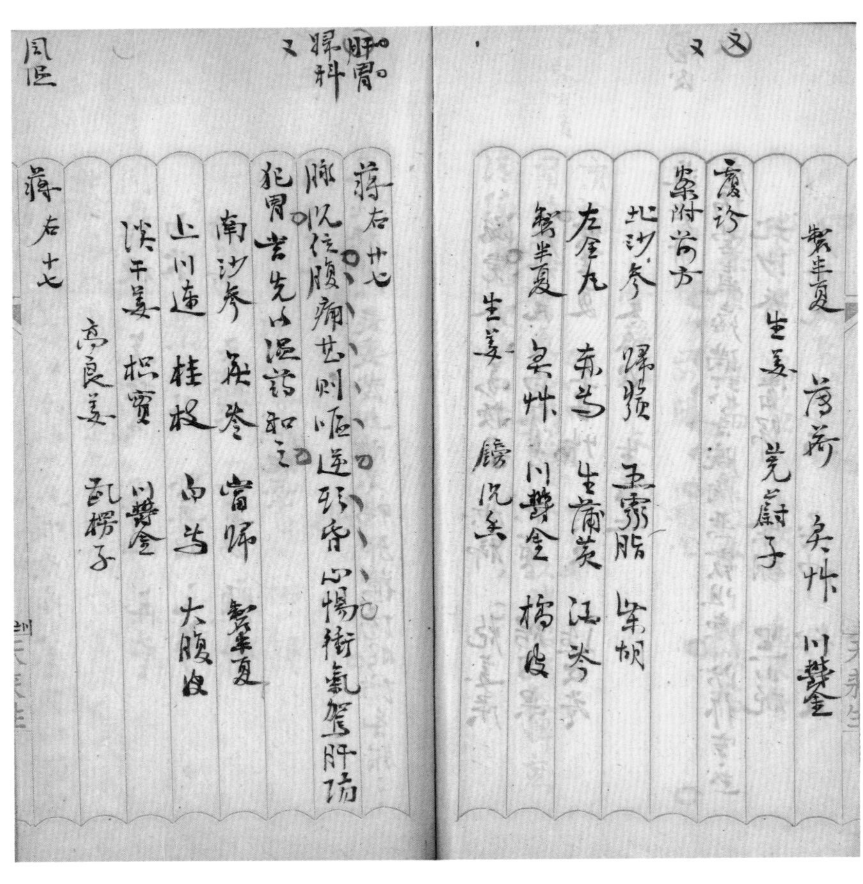

制半夏　薄荷　炙草　川郁金

生姜　茺蔚子

复诊

眉批：又又。

案附前方。

北沙参　归须　五灵脂　柴胡　左金丸　赤芍　生蒲黄　酒芩　制半夏　炙草　川郁金　橘皮

生姜　镑沉香

蒋右，廿七

眉批：肝胃，妇科，又。

脉沉弦，腹痛甚则呕逆，头昏心惕，冲气驾肝阳犯胃，当先以温药和之。

南沙参　茯苓　当归　制半夏　上川连　桂枝　白芍　大腹皮　淡干姜　枳实　川郁金

高良姜　瓦楞子

蒋右，十七

眉批：风温。

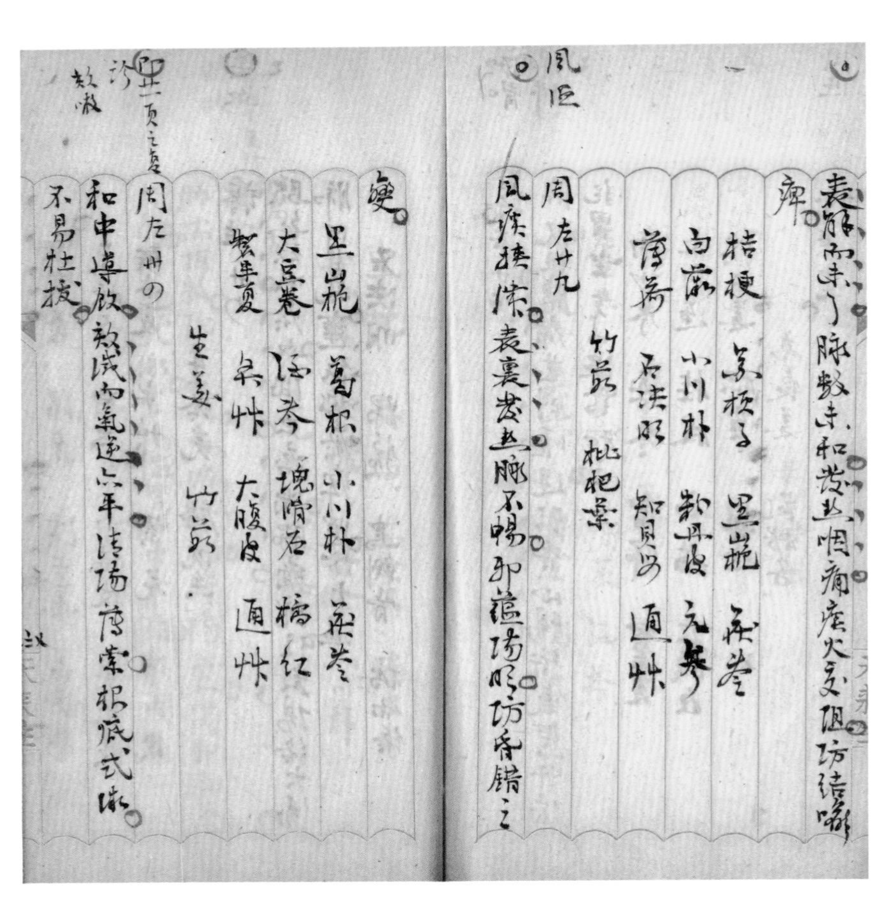
表邪未了，脉数未和，发热咽痛，痰火交阻，防结喉痹

桔梗　[illegible]子　黑山栀　茯苓
白前　小川朴　粉丹皮　元参
薄荷　石决明　知贝母　通草
竹茹　枇杷叶

周　左廿九
风痰挟湿，表里发热，脘不畅，邪蕴阳明，防昏错之

卅一页之复
变
黑山栀　葛根　小川朴　茯苓
大豆卷　淡芩　块滑石　橘红
制半夏　[illegible]　大腹皮　通草
生姜　竹茹

周　左卅四
和中导饮，数饮内气逆，亦平清肠，肃荣，根底式微，不易杜拔

表解而未了，脉数未和，发热咽痛，痰火交阻。防结喉痹。

桔梗　苏梗子　黑山栀　茯苓　白薇　小川朴　粉丹皮　元参　薄荷　石决明　知贝母　通草

竹茹　枇杷叶

周左，廿九

眉批：风温。

风痰挟滞，表里发热，脉不畅，邪蕴阳明。防昏错之变。

黑山栀　葛根　小川朴　茯苓　大豆卷　酒芩　块滑石　橘红　制半夏　炙草　大腹皮　通草

生姜　竹茹

周左，卅四

眉批：即廿一页之复诊，咳嗽。

和中导饮，咳减而气逆亦平，清阳薄索，根底式微。不易杜拔。

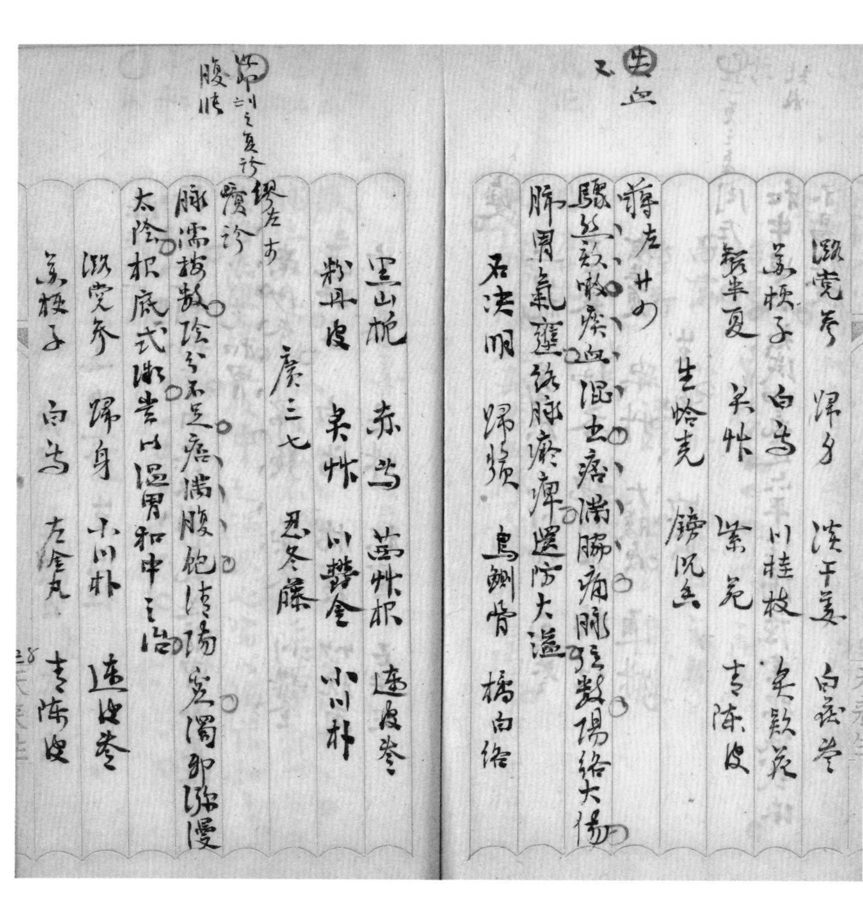

路党参　归身　淡干姜　白茯苓　苏梗子　白芍　川桂枝　炙款花　制半夏　炙草　紫菀　青陈皮

生蛤壳　镑沉香

蒋左，廿四

眉批：失血，又。

骤然咳嗽，痰血混出，痞满胁痛，脉弦数。阳络大伤，肺胃气壅，络脉瘀痹，还防大溢。

石决明　归须　乌鲗骨　橘白络　黑山栀　赤芍　茜草根　连皮苓　粉丹皮　炙草　川郁金　小川朴

广三七　忍冬藤

缪左，十四，复诊

眉批：此即三丩之复诊，腹胀。

脉濡按数，阴分不足，痞满腹饱，清阳虚，浊邪弥漫太阴，根底式微。当以温胃和中之治。

路党参　归身　小川朴　连皮苓　苏梗子　白芍　左金丸　青陈皮

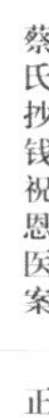

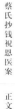

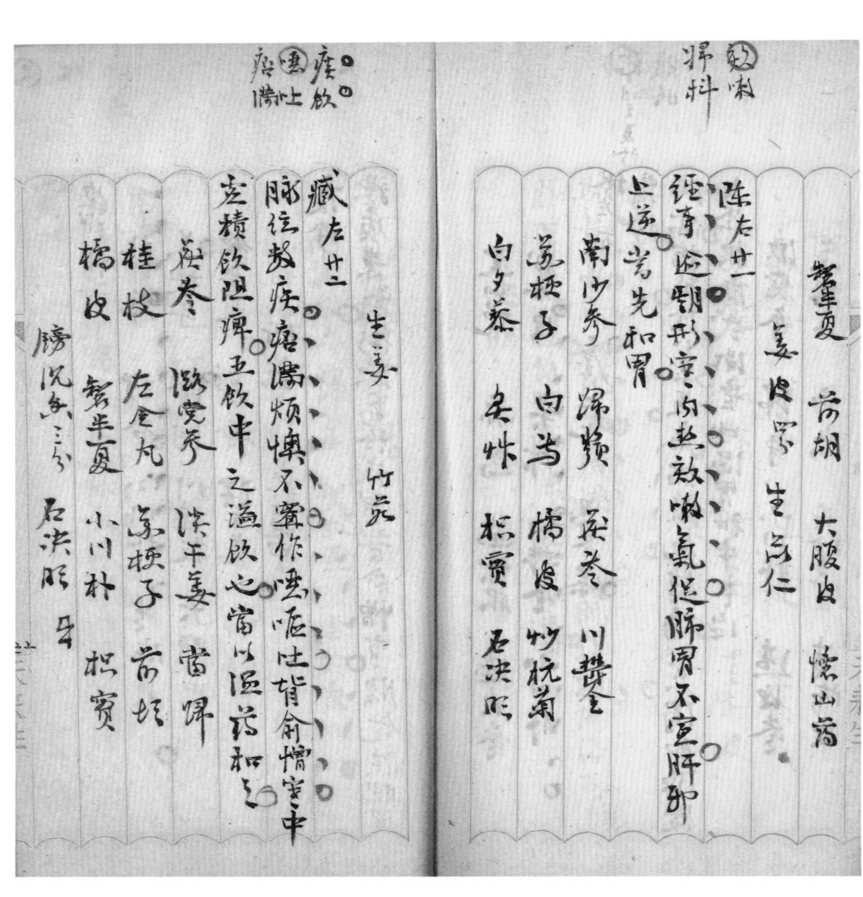

咳嗽 归[illegible]

制半夏 前胡 大腹皮 怀山药
姜皮 [illegible] 生苡仁

陈 右廿一

经事愆期，形寒，内热，咳嗽，气促，肺胃不宣，肝邪上逆。当先和胃。

南沙参 归须 茯苓 川贝母
苏梗子 白芍 橘皮 炒杭菊
白蒺藜 香附 枳实 石决明

痰饮 呕吐 痞满

生姜 竹茹

臧 右廿二

脉弦数，痰痞满，烦懊不寐，作呕，呕吐，皆由胸中痰积饮阻，痹且饮中之溢饮也，当以温药和之。

茯苓 潞党参 淡干姜 当归
桂枝 左金丸 苏梗子 前胡
橘皮 制半夏 小川朴 枳实
镑沉香三分 石决明 [illegible]

制半夏　前胡　大腹皮　怀山药

姜皮四分　生苡仁

陈右，廿一

眉批：咳嗽，妇科。

经事逾期，形寒内热，咳嗽气促，肺胃不宣，肝邪上逆。当先和胃。

南沙参　归须　茯苓　川郁金　苏梗子　白芍　橘皮　炒杭菊　白夕藜　炙草　枳实　石决明

生姜　竹茹

臧左，廿二

眉批：痰饮，恶吐，痞满。

脉弦数疾，痞满烦懊不宁，作恶呕吐，背俞憎寒，中虚积饮阻痹。五饮中之溢饮也，当以温药和之。

茯苓　潞党参　淡干姜　当归　桂枝　左金丸　苏梗子　前胡　橘皮　制半夏　小川朴　枳实

镑沉香三分　石决明五钱

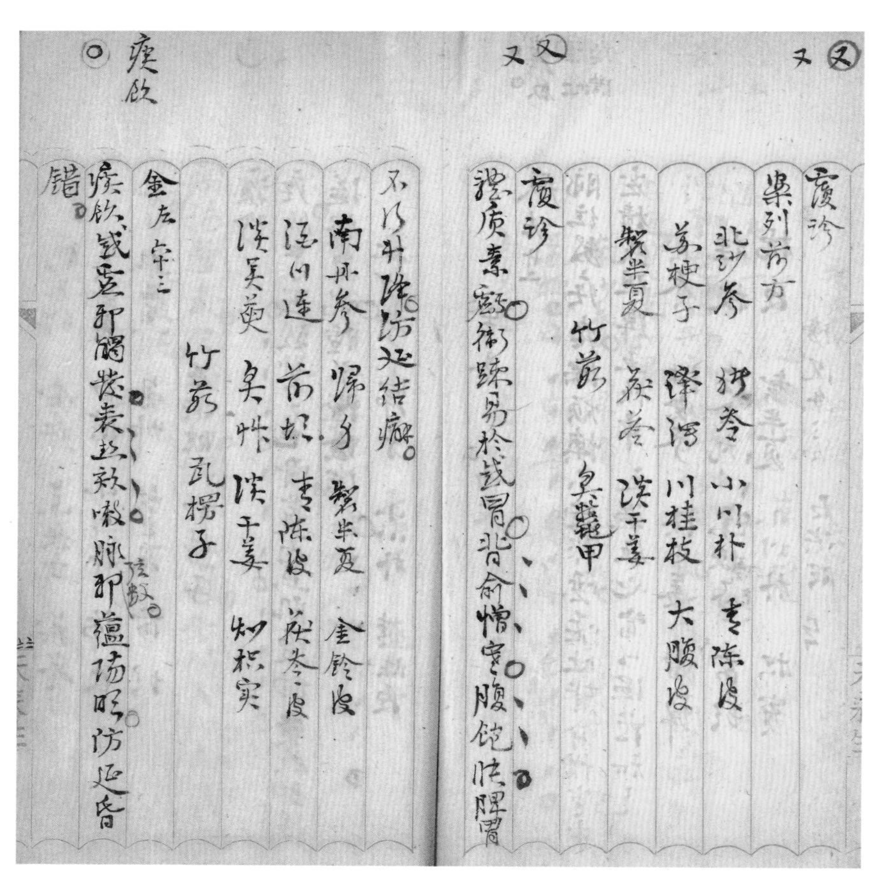

又 又

复诊

巢列前方

北沙参 茯苓 小川朴 青陈皮

苏梗子 泽泻 川桂枝 大腹皮

制半夏 茯苓 淡干姜

竹茹 炙鳖甲

又 又

复诊

体质素虚，冲脉易于贼胃，背俞憎寒，腹饱胀，脾胃

不行升降，防延结癖。

南北参 归身 制半夏 金铃皮

淡川连 前胡 青陈皮 茯苓皮

淡吴萸 炙草 淡干姜 炒枳实

竹茹 瓦楞子

痰饮

金左 廿三

痰饮，感受邪阻，发表起咳嗽，脉弦数，邪蕴肺胃，防延昏

错

复诊

眉批：又又。

案列前方。

北沙参　猪苓　小川朴　青陈皮　苏梗子　泽泻　川桂枝　大腹皮　制半夏　茯苓　淡干姜

竹茹　炙龟甲

复诊

眉批：又又。

体质素亏，卫疏易于感冒，背俞憎寒，腹饱胀，脾胃不得升降。防延结瘀。

南丹参　归身　制半夏　金铃皮　酒川连　前胡　青陈皮　茯苓皮　淡吴萸　炙草　淡干姜　炒枳实

竹茹　瓦楞子

金左，六十三

眉批：痰饮。

痰饮感虚邪触发，表热咳嗽，脉弦数。邪蕴阳明，防延昏错。

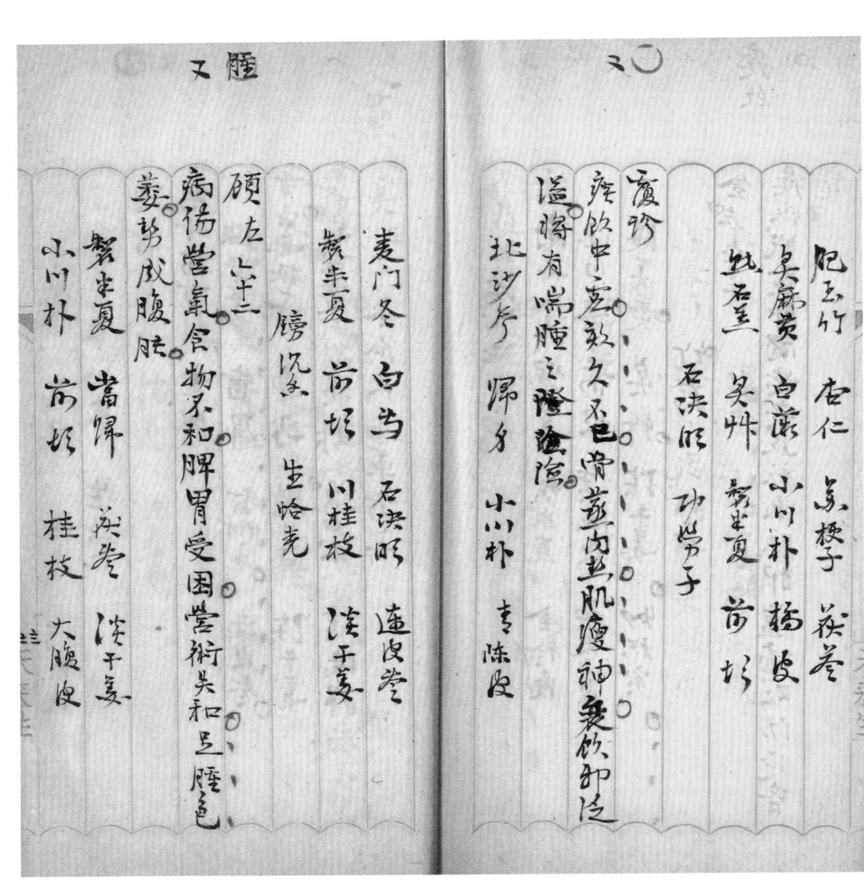

又○

肥玉竹 杏仁 炙梗子 茯苓
炙麻黄 白薇 小川朴 橘皮
炒石羔 炙草 製半夏 前胡
石决明 功劳子

复诊
痰饮中虚，致久不已，骨蒸肉热，肌瘦神衰，饮邪泛溢，将有喘肿之险途。
北沙参 归身 小川朴 青陈皮

又 腫

麦门冬 白芍 石决明 连皮苓
製半夏 前胡 川桂枝 淡干姜
镑沉香 生蛤壳

顾左 六十二
病伤营气，食物不和，脾胃受困，营卫失和，足肿色萎，势成腹胀。
製半夏 当归 茯苓 淡干姜
小川朴 前胡 桂枝 大腹皮

肥玉竹　杏仁　苏梗子　茯苓　炙麻黄　白薇　小川朴　橘皮　熟石膏　炙草　制半夏　前胡

石决明　功劳子

复诊

痰饮中虚，咳久不已，骨蒸内热，肌瘦神衰，饮邪泛溢。将有喘肿之险。

北沙参　归身　小川朴　青陈皮　麦门冬　白芍　石决明　连皮苓　制半夏　前胡　川桂枝　淡干姜

镑沉香　生蛤壳

顾左，六十二

眉批：肿，又。

病伤营气，食物不和，脾胃受困，营卫失和，足肿色萎。势成腹胀。

制半夏　当归　茯苓　淡干姜　小川朴　前胡　桂枝　大腹皮

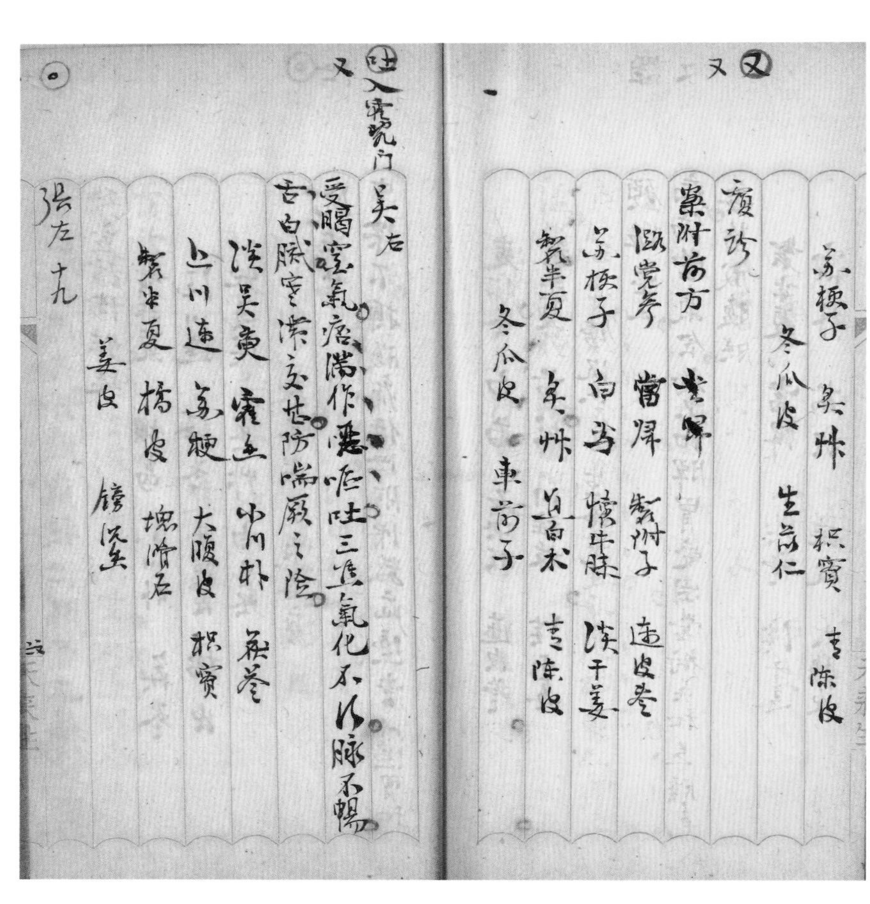

又

蘇梗子　炙草　枳實　青陳皮

冬瓜皮　生苡仁

復診

照前方　去草

潞党參　當歸　製附子　連皮苓

蘇梗子　白芍　懷牛膝　淡干姜

製半夏　炙草　炒白术　青陳皮

冬瓜皮　車前子

又　吐　入霍亂門　吳右

受暑蘊氣，痞滿作惡，嘔吐，三焦氣化不行，脉不暢，舌白膩，宜宣泄，防喘厥之險。

淡吳萸　藿香　川朴　茯苓

川連　蘇梗　大腹皮　枳實

製半夏　橘皮　塊滑石

姜皮　鎊沉香

張左　十九

苏梗子　炙草　枳实　青陈皮

冬瓜皮　生苡仁

复诊

眉批：又又。

案附前方。

潞党参　当归　制附子　连皮苓　苏梗子　白芍　怀牛膝　淡干姜　制半夏　炙草　焦白术　青陈皮

冬瓜皮　车前子

吴右

眉批：吐入霍乱门，又。

受暍窒气，痞满作恶呕吐，三焦气化不行，脉不畅，舌白腻。寒滞交甚，防喘厥之险。

淡吴萸　藿香　小川朴　茯苓　上川连　苏梗　大腹皮　枳实　制半夏　橘皮　块滑石

姜皮　镑沉香

张左，十九

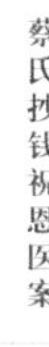

泄

⊙泄

寒邪挾滯壅阻腹痛便泄脾胃兩傷脈小數
陰寒防涉怯途

製半夏　煨葛　小川朴　茯苓
淡川連　淡芩　大腹皮　橘皮
炮姜炭　炙草　白芍藥
藕節炭　焦谷芽

沈左　芳

寒滯不搏腹痛便泄脈滑數病墮當以溫胃和

⊙又

中之治

製半夏　煨葛　小川朴　茯苓
淡川連　淡芩　大腹皮　橘皮
炮姜炭　炙草　煨木香
藕節炭　焦穀芽

復診

和胃熄肝便泄稍減脈濡未楚氣運珍昏還防
轉劇

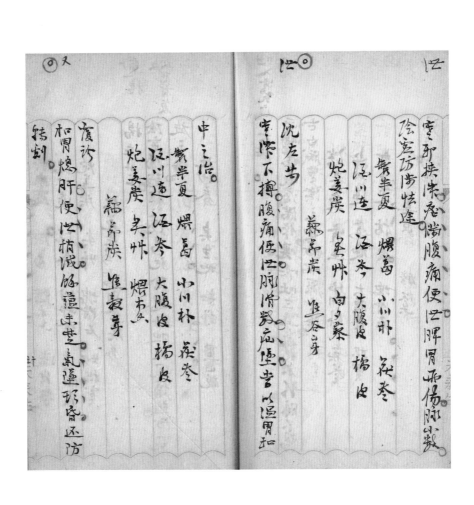

眉批：泄。

寒邪挟滞，痞满腹痛便泄，脾胃两伤，脉小数。阴虚防涉怯途。

制半夏　煨葛　小川朴　茯苓　酒川连　酒芩　大腹皮　橘皮　炮姜炭　炙草　白夕藜

藕节炭　焦谷芽

沈左，廿四

眉批：泄。

寒滞下搏，腹痛便泄，脉滑数，疝坠。当以温胃和中之治。

制半夏　煨葛　小川朴　茯苓　酒川连　酒芩　大腹皮　橘皮　炮姜炭　炙草　煨木香

藕节炭　焦谷芽

复诊

和胃熄肝，便泄稍秽，余蕴未楚，气坠头昏。还防转剧。

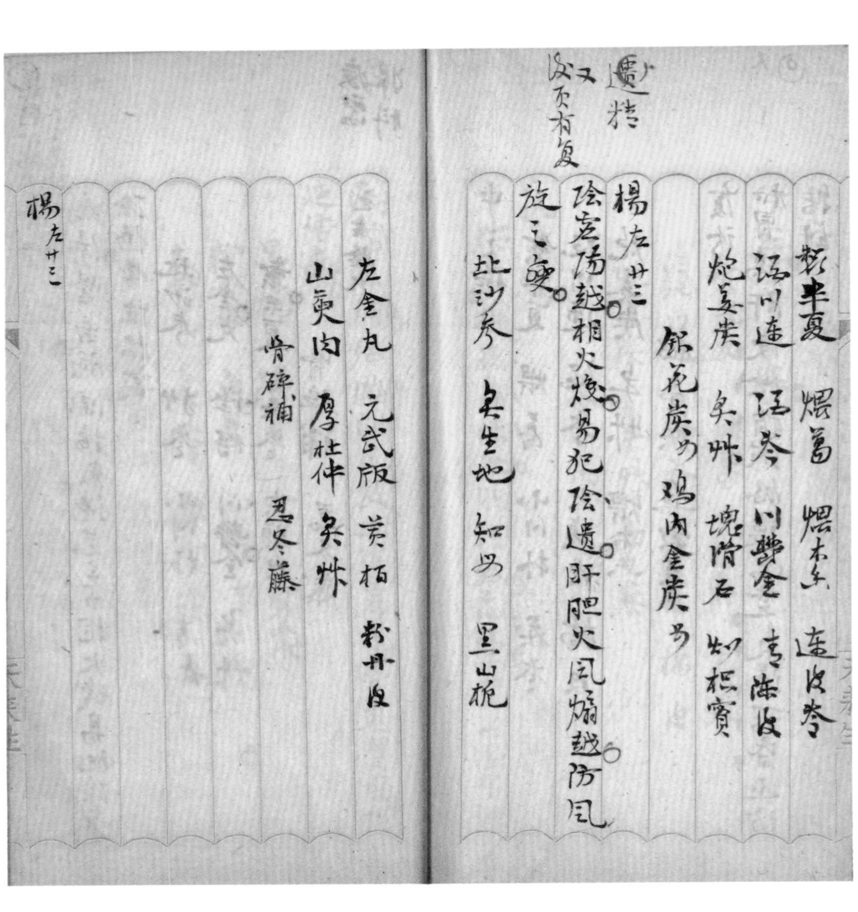
遗精
又後頁有复
楊左廿三
陰虚陽越 相火旋易犯 陰遺 肝胆火風煽越 防風
旋之變
北沙参 大生地 知母 黑山梔
左金丸 元武版 黄柏 粉丹皮
山萸肉 厚杜仲 炙艸
骨碎補 忍冬藤
楊左廿三

制半夏　煨葛　煨木香　连皮苓　酒川连　酒芩　川郁金　青陈皮　炮姜炭　炙草　块滑石　炒枳实

银花炭一钱五分　鸡内金炭一钱五分

杨左，廿三

眉批：遗精，后页有复。

阴虚阳越，相火暖，易犯阴遗。肝胆火风煽越，防风旋之变。

北沙参　炙生地　知母　黑山栀　左金丸　元武版　黄柏　粉丹皮　山萸肉　厚杜仲　炙草

骨碎补　忍冬藤

杨左，廿三

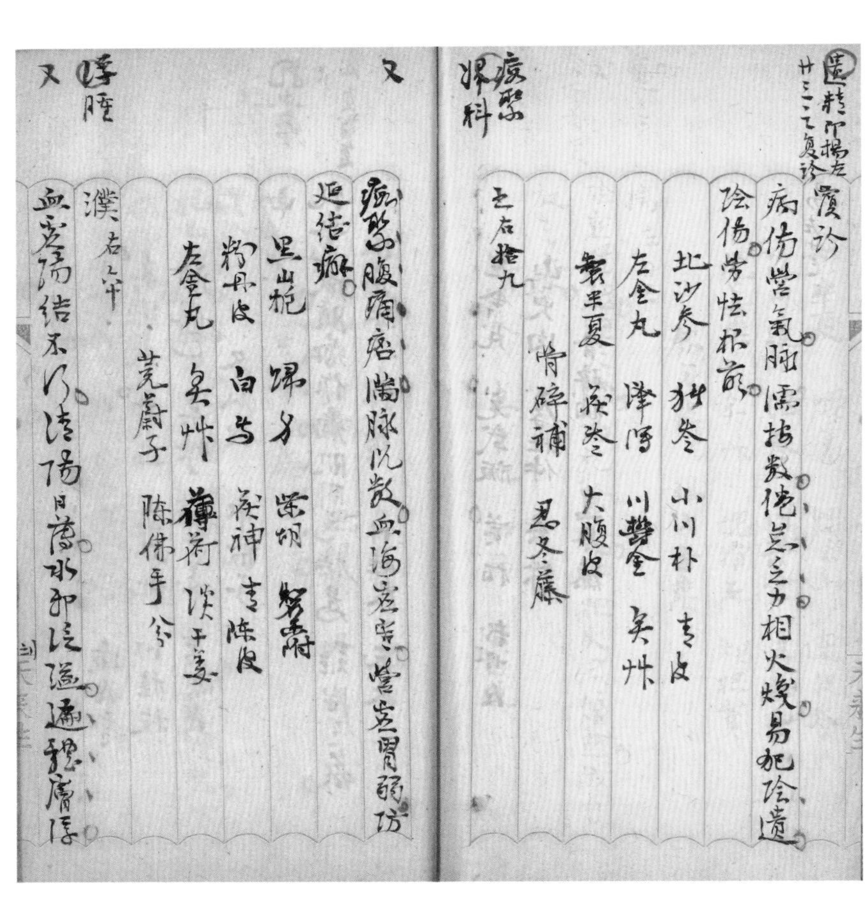

复诊

眉批：遗精，即杨左廿三之复诊。

病伤营气，脉濡按数，倦怠乏力，相火暖，易犯阴遗。阴伤，劳怯根萌。

北沙参　猪苓　小川朴　青皮　左金丸　泽泻　川郁金　炙草　制半夏　茯苓　大腹皮

骨碎补　忍冬藤

王右，拾九

眉批：瘕聚，妇科，又。

瘕聚腹痛，痞满，脉沉数。血海虚寒，营虚胃弱。防延结瘀。

黑山栀　归身　柴胡　制香附　粉丹皮　白芍　茯神　青陈皮　左金丸　炙草　薄荷　淡干姜

茺蔚子　陈佛手八分

濮右，六十

眉批：浮肿，又。

血虚阳结不行，清阳日薄，水邪泛溢，遍体肤浮，

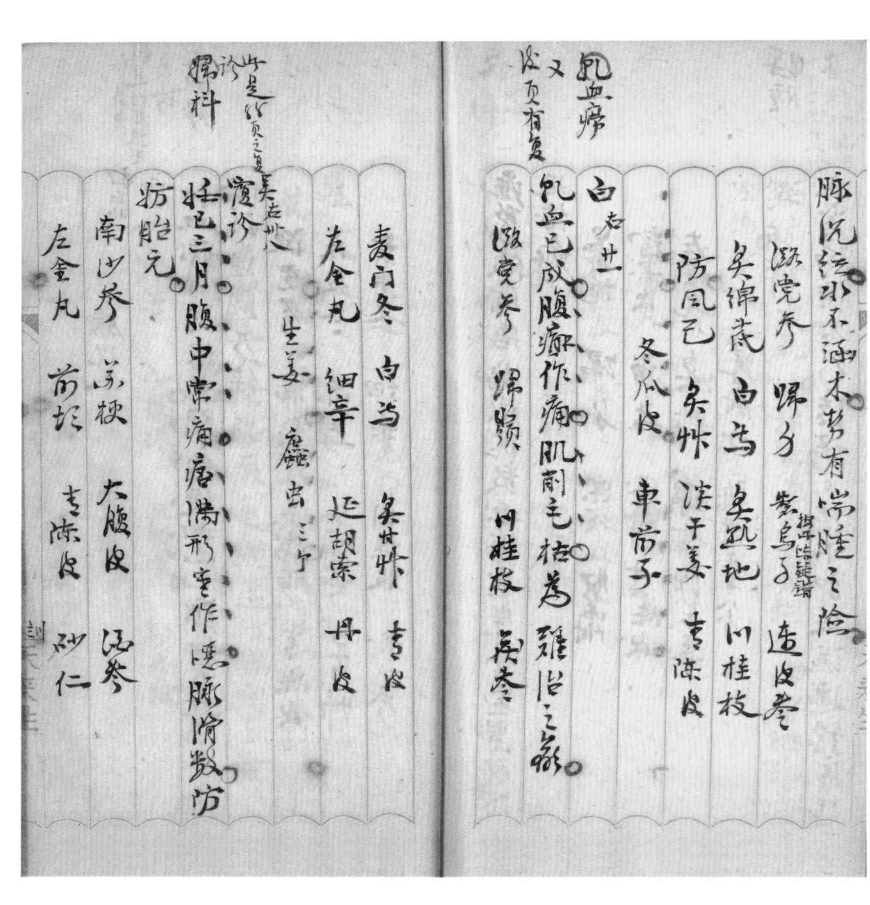
脉沉弦小不涵木势有喘陞之险
潞党参　归身　紫乌子（抄者疑错）　连皮苓
炙绵芪　白芍　炙熟地　川桂枝
防风已　炙术　淡干姜　青陈皮
冬瓜皮　车前子

气血瘀　又　后页有复
白　右廿一
气血已成腹癖作痛肌削毛枯为难治之症
潞党参　归须　川桂枝　吴萸

麦门冬　白芍　炙甘草　青皮
左金丸　细辛　延胡索　丹皮
生姜　蟅虫三个

妇科诊　此是卅页之复
复诊　吴右卅八
妊已三月腹中常痛痞满形寒作呕脉滑数防
妨胎元
南沙参　苏梗　大腹皮　茯苓
左金丸　前胡　青陈皮　砂仁

脉沉弦。水不涵木，势有喘肿之险。

路党参　归身　制乌子按此处疑错　连皮苓　炙绵芪　白芍　炙熟地　川桂枝　防风已　炙草　淡干姜　青陈皮

冬瓜皮　车前子

白右，廿一

眉批：干血痨，后页有复。

干血已成，腹瘀作痛，肌削毛枯。为难治之候。

路党参　归须　川桂枝　茯苓　麦门冬　白芍　炙甘草　青皮　左金丸　细辛　延胡索　丹皮

生姜　䗪虫三个

吴右，卅八，复诊

眉批：此是88页之复诊，妇科。

妊已三月，腹中常痛，痞满形寒作恶，脉滑数。防妨胎元。

南沙参　苏梗　大腹皮　酒芩　左金丸　前胡　青陈皮　砂仁

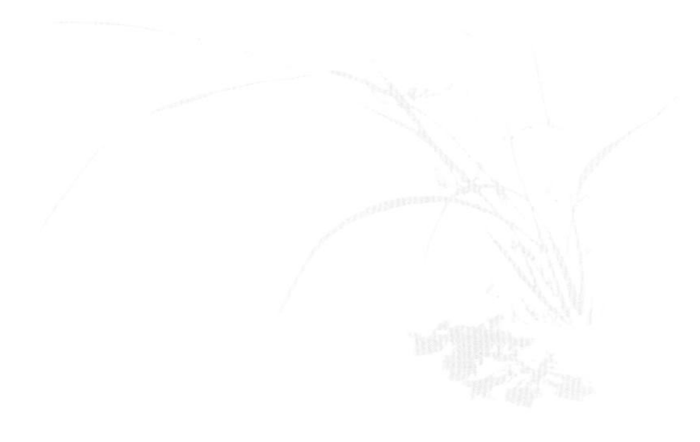

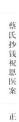

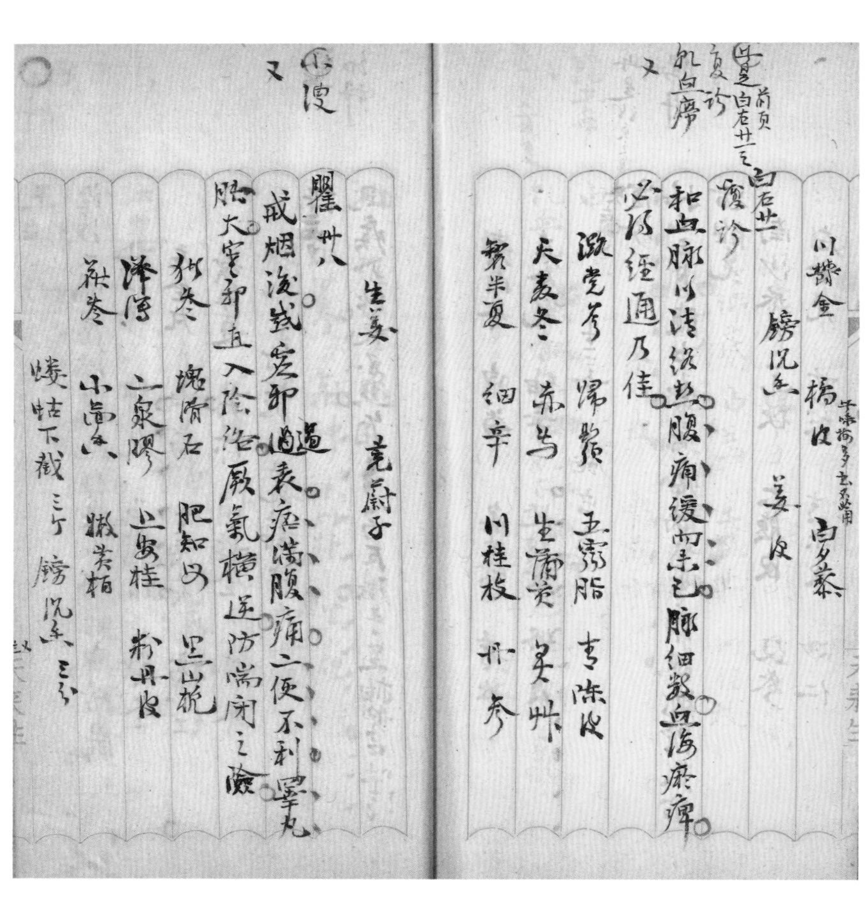

川郁金　橘皮此味按多出，不必用　白夕藜

镑沉香　姜皮

白石，廿一，复诊

眉批：此是前页白右廿一之复诊干血痨，又。

和血脉以清络热，腹痛缓而未已，脉细数。血海瘀痹，必得经通乃佳。

潞党参　归须　五灵脂　青陈皮　天麦冬　赤芍　生蒲黄　炙草　制半夏　细辛　川桂枝　丹参

生姜　茺蔚子

瞿，卅八

眉批：小溲，又。

戒烟后感虚邪遏表，痞满腹痛，二便不利，睾丸胀大。寒邪直入阴络，厥气横逆，防喘闭之险。

猪苓　块滑石　肥知母　黑山栀　泽泻　二泉胶　上安桂　粉丹皮　茯苓　小茴香　嫩黄柏

蝼蛄下截三个　镑沉香三分

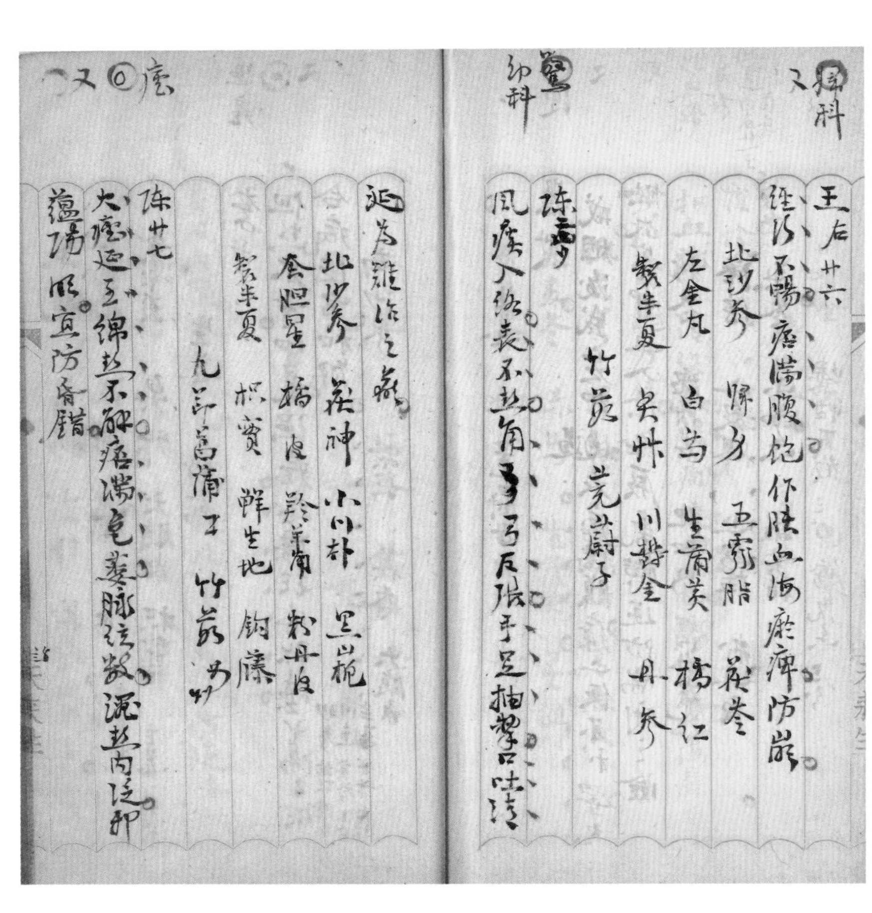

又 婦科

王 右 廿六

經行不暢 痞滿腹飽作脹 血海瘀痺 防崩

北沙參 歸身 五靈脂 茯苓

左金丸 白芍 生香附 橘紅

製半夏 白朮 川楝子 丹參

竹茹 茺蔚子

陳

風痙入絡 表不熱 角弓反張 手足抽掣 口噤

延為難治之癥

北沙參 茯神 川朴 黑山梔

膽星 橘皮 羚羊角 粉丹皮

製半夏 枳實 鮮生地 鉤藤

九節菖蒲 竹茹 另

陳 廿七

大瘧延至綿熱不解 痞滿 色萎 脈弦數 濕熱內伏 邪蘊陽明 宜防昏譫

王右，廿六

眉批：妇科。

经行不畅，痞满腹饱，作胀血海瘀，防崩。

北沙参　归身　五灵脂　茯苓　左金丸　白芍　生蒲黄　橘红　制半夏　炙草　川郁金　丹参

竹茹　茺蔚子

陈，二岁

眉批：惊，幼科。

风痰入络，表不热，角弓反张，手足抽掣。口吐清涎。为难治之候。

北沙参　茯神　小川朴　黑山栀　奎胆星　橘皮　羚羊角粉丹皮　制半夏　枳实　鲜生地　钩藤

九节菖蒲一钱　竹茹一钱五分（炒）

陈，廿七

眉批：痉，又。

火痉延至，绵热不解，痞满龟萎，脉弦数。湿热内泛，邪蕴阳明。宜防昏错。

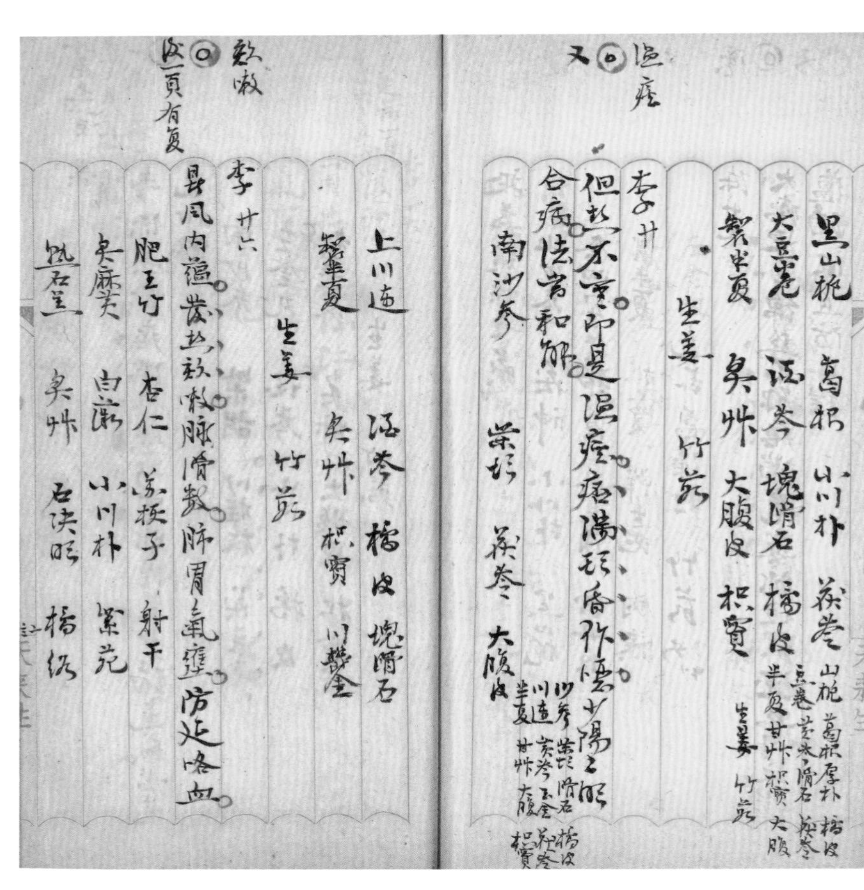

又◎温疟

黑山栀 葛根 川朴 茯苓（山栀 葛根 厚朴 橘皮）
大豆卷 淡芩 块滑石 橘皮（豆卷 黄芩 滑石 茯苓）
制半夏 炙草 大腹皮 枳实（半夏 甘草 枳实 大腹）
生姜 竹茹（生姜 竹茹）

李 廿

但热不寒，即是温疟，疟渴引饮作恶，少阳之脉合疟法，当和解。

南沙参 柴胡 茯苓 大腹皮（沙参 柴胡 滑石 川连 黄芩 玉金 半夏 甘草 大腹 橘皮 茯苓 枳实）

上川连 淡芩 橘皮 块滑石
制半夏 炙草 枳实 川郁金
生姜 竹茹

咳嗽◎后页有复

李 廿六

是风内蕴，发热，咳嗽，脉滑数，肺胃气壅，防延咯血。

肥玉竹 杏仁 炒枳子 射干
炙麻黄 白前 小川朴 紫菀
熟石膏 炙草 石决明 橘红

黑山栀　葛根　小川朴　茯苓　大豆卷　酒芩　块滑石　橘皮　制半夏　炙草　大腹皮　枳实

生姜　竹茹

山栀　葛根　厚朴　橘皮　豆卷　黄芩　滑石　茯苓　半夏　甘草　枳实　大腹　生姜　竹茹

李，廿

眉批：温痉，又。

但热不重，即是温痉，痞满头昏作恶。少阳阳明合病。法当和解。

南沙参　柴胡　茯苓　大腹皮　上川连　酒芩　橘皮　块滑石　制半夏　炙草　枳实　川郁金

生姜　竹茹

沙参　柴胡　滑石　橘皮　川连　黄芩　玉[1]金　茯苓　半夏　甘草　大腹　枳实

李，廿六

眉批：咳嗽，后一页有复。

暑风内蕴，发热咳嗽，脉滑数。肺胃气壅，防延咯血。

肥玉竹　杏仁　苏梗子　射干　炙麻黄　白薇　小川朴　紫菀　熟石膏　炙草　石决明　橘络

① 玉：当作“郁”。

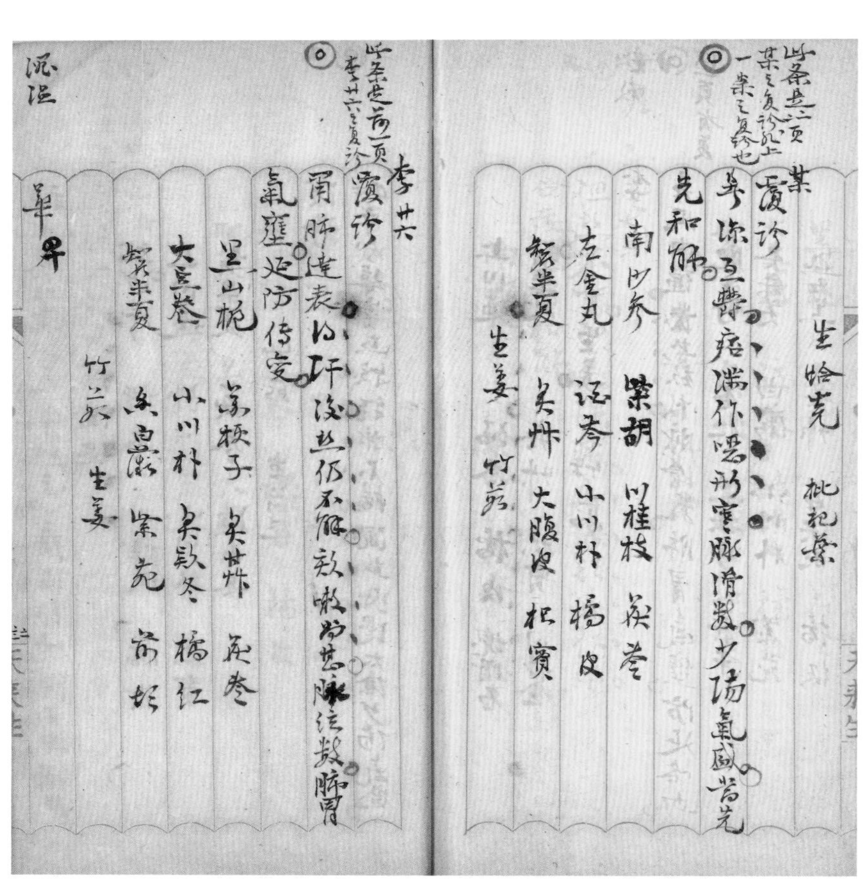

生蛤壳 枇杷叶

此案共二页 某之复诊，乃上一案之复诊也

某 复诊

身热互发，痞满作恶，形寒，脉滑数，少阳气盛，当先和解。

南沙参 柴胡 川桂枝 茯苓
左金丸 元参 小川朴 橘皮
制半夏 炙草 大腹皮 枳实
生姜 竹茹

此案是前一页李廿六之复诊

李廿六 复诊

前肺达表以汗，后热仍不解，咳嗽尚甚，脉弦数，肺胃气壅，还防传变。

黑山栀 炙枳子 炙草 茯苓
大豆卷 小川朴 炙款冬 橘红
制半夏 炙白薇 紫菀 前胡
竹二青 生姜

生蛤壳　枇杷叶

某，复诊

眉批：此条是二二页某之复诊，非上一案之复诊也。

暑凉互郁，痞满作恶，形寒，脉滑数。少阳气盛，当先先[1]和解。

南沙参　柴胡　川桂枝　茯苓　左金丸　酒芩　小川朴　橘皮　制半夏　炙草　大腹皮　枳实

生姜　竹茹

李，廿六，复诊

眉批：此条是前一页李廿六之复诊。

肃肺达表，得汗后热仍不解，咳嗽尚甚，脉弦数。肺胃气壅。延防传变。

黑山栀　苏梗子　炙甘草　茯苓　大豆卷　小川朴　炙款冬　橘红　制半夏　香白薇　紫菀　前胡

竹茹　生姜

华，四十

眉批：湿温。

① 先：衍。

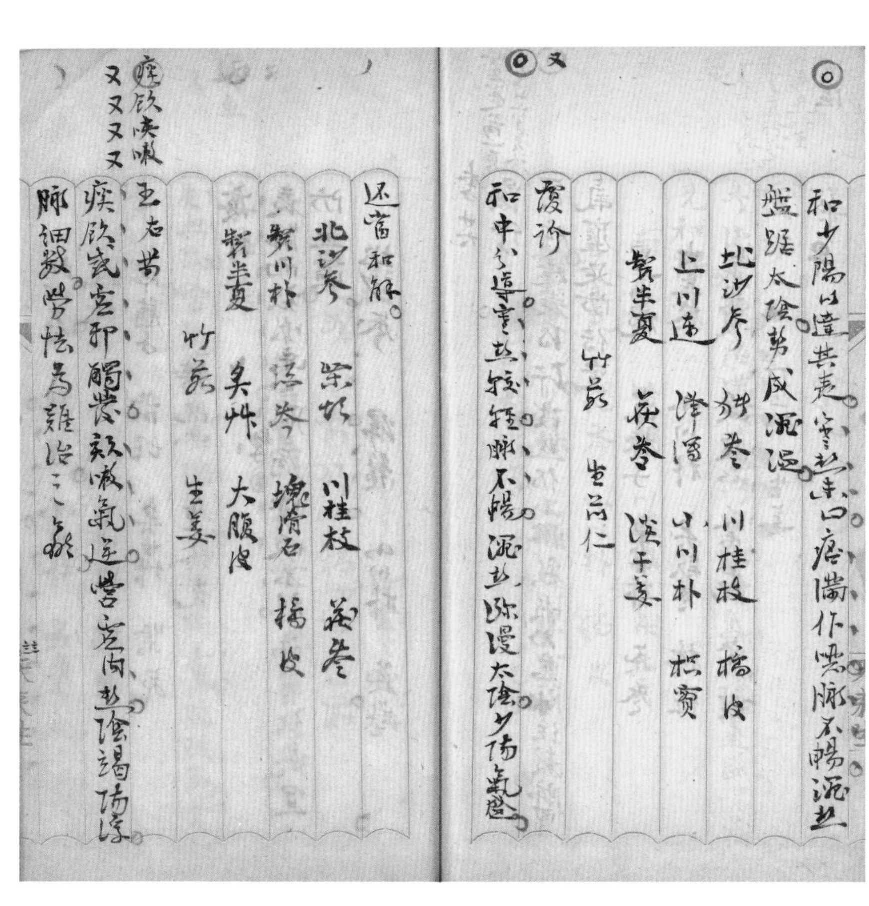

和少阳以达其表，寒热未口，痞满作恶，脉不畅。湿热盘踞太阴，势成湿温。

北沙参　猪苓　川桂枝　橘皮　上川连　泽泻　小川朴　枳实　制半夏　茯苓　淡干姜

竹茹　生苡仁

复诊

和中分导，寒热较轻，脉不畅。湿热弥漫太阴，少阳气盛，还当和解。

北沙参　柴胡　川桂枝　茯苓　制川朴　酒芩　块滑石　橘皮　制半夏　炙草　大腹皮

竹茹　生姜

王右，卅四

眉批：痰饮咳嗽，又又又又。

痰饮感虚邪触发，咳嗽气逆，营虚内热，阴竭阳浮，脉细数。劳怯为难治之候。

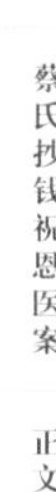

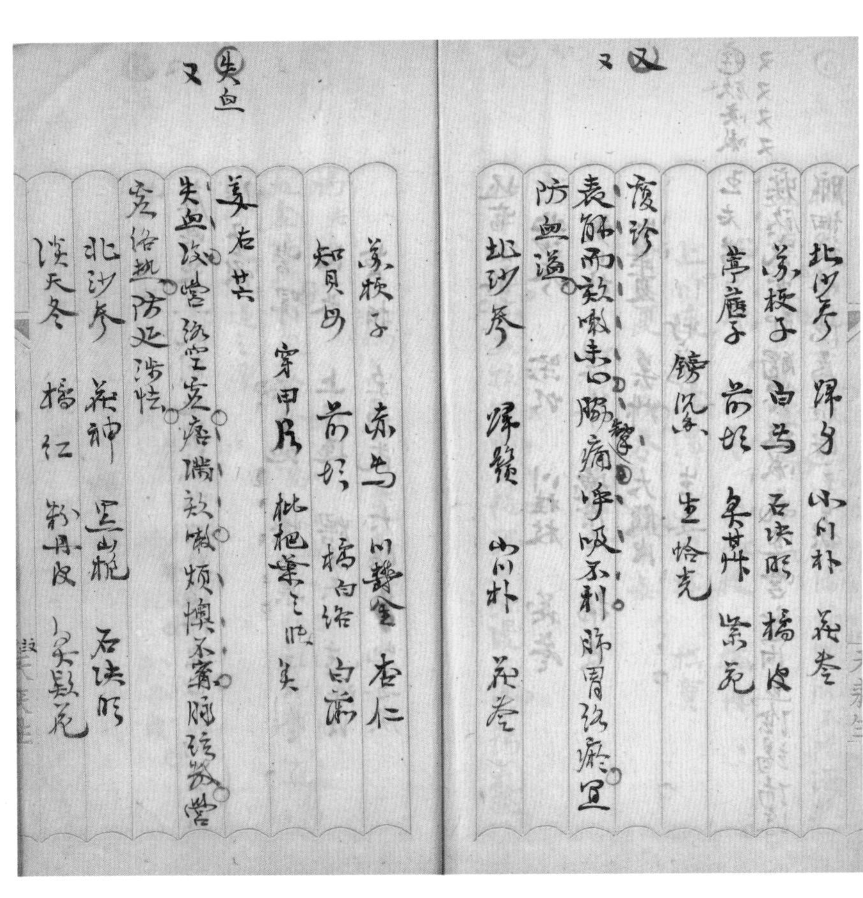

北沙参　绵芪　小川朴　茯苓

苏梗子　白芍　石决明　橘皮

葶苈子　前胡　炙甘草　紫菀

镑沉香　生蛤壳

又

复诊

表解而咳嗽未止，脐痛，呼吸不利，肺胃络痹，宜防血溢。

北沙参　绵芪　小川朴　茯苓

又　失血

苏梗子　赤芍　川郁金　杏仁

知贝母　前胡　橘白络　白薇

穿甲片　枇杷叶去毛

姜　右共

失血攻营，络空宠痞，喘咳烦懊不宁，脉弦数，营宠络热，防延劳怯。

北沙参　茯神　黑山栀　石决明

淡天冬　橘红　粉丹皮　炙款冬花

北沙参　归身　小川朴　茯苓　苏梗子　白芍　石决明　橘皮　葶苈子　前胡　炙甘草　紫菀

镑沉香　生蛤壳

复诊

眉批：又又。

表解而咳嗽未止，胁掣痛，呼吸不利，肺胃络瘀。宜防血溢。

北沙参　归须　小川朴　茯苓　苏梗子　赤芍　川郁金　杏仁　知贝母　前胡　橘白络　白薇

穿甲片　枇杷叶三张（炙）

姜右，廿六

眉批：失血，又。

失血后，营络空虚，痞满咳嗽，烦懊不宁，脉弦数。营虚络热，防延涉怯。

北沙参　茯神　黑山栀　石决明　淡天冬　橘红　粉丹皮　炙款花

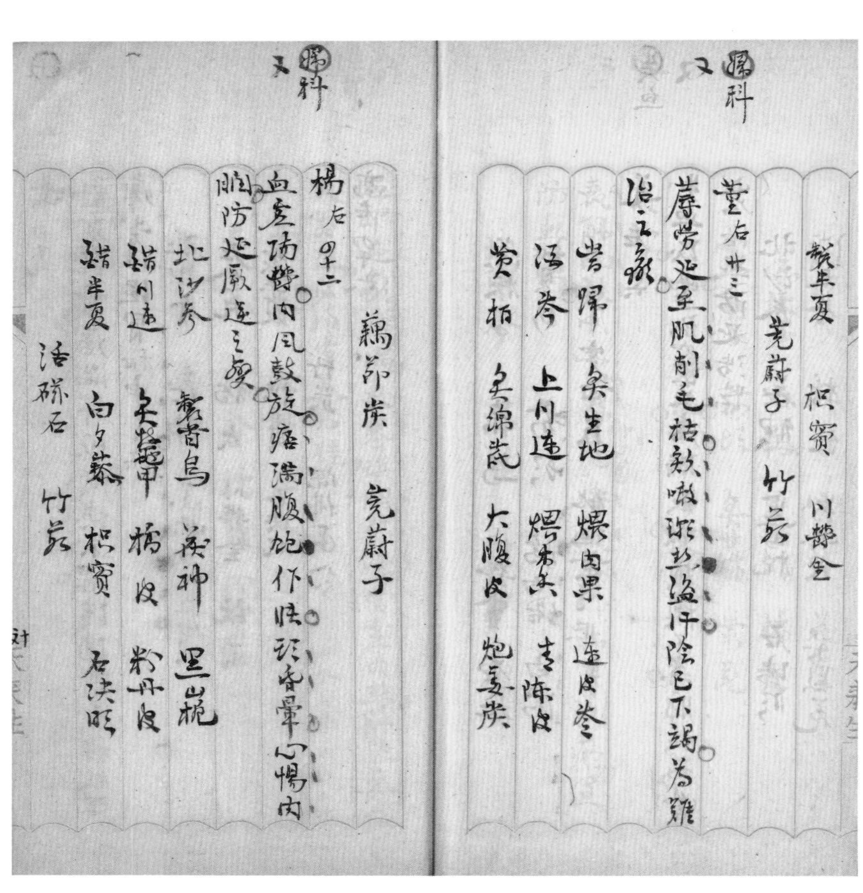

婦科　又

製半夏　枳實　川鬱金
茺蔚子　竹茹

董　右　廿三
蓐勞延至肌削毛枯，欬嗽淋出，盗汗，陰已下竭，為難治之證。
當歸　炙生地　煨肉果　連皮苓
潞參　上川連　煨木香　青陳皮
黃柏　炙綿芪　大腹皮　炮姜炭

婦科　又

藕節炭　茺蔚子

楊　右　四十二
血虛肝鬱，內風鼓旋，痞滿腹脹，作嘔頭暈，心惕肉瞤，防延厥逆之變。
北沙參　製香附　茯神　黑山梔
薑川連　炙鱉甲　橘皮　粉丹皮
薑半夏　白蒺藜　枳實　石決明
活磁石　竹茹

制半夏　枳实　川郁金

茺蔚子　竹茹

董右，廿三

眉批：妇科，又。

蓐劳延至肌削毛枯，咳嗽瘀热盗汗，阴已下竭，为难治之候。

当归　炙生地　煨肉果　连皮苓　酒芩　上川连　煨木香　青陈皮　黄柏　炙绵芪　大腹皮　炮姜炭

藕节炭　茺蔚子

杨右，四十二

眉批：妇科，又。

血虚阳郁，内风鼓旋，痞满腹饱作胀。头昏晕，心惕肉瞤。防延厥逆之变。

北沙参　制首乌　茯神　黑山栀　醋川连　炙鳖甲　橘皮　粉丹皮　醋半夏　白夕藜　枳实　石决明

活磁石　竹茹

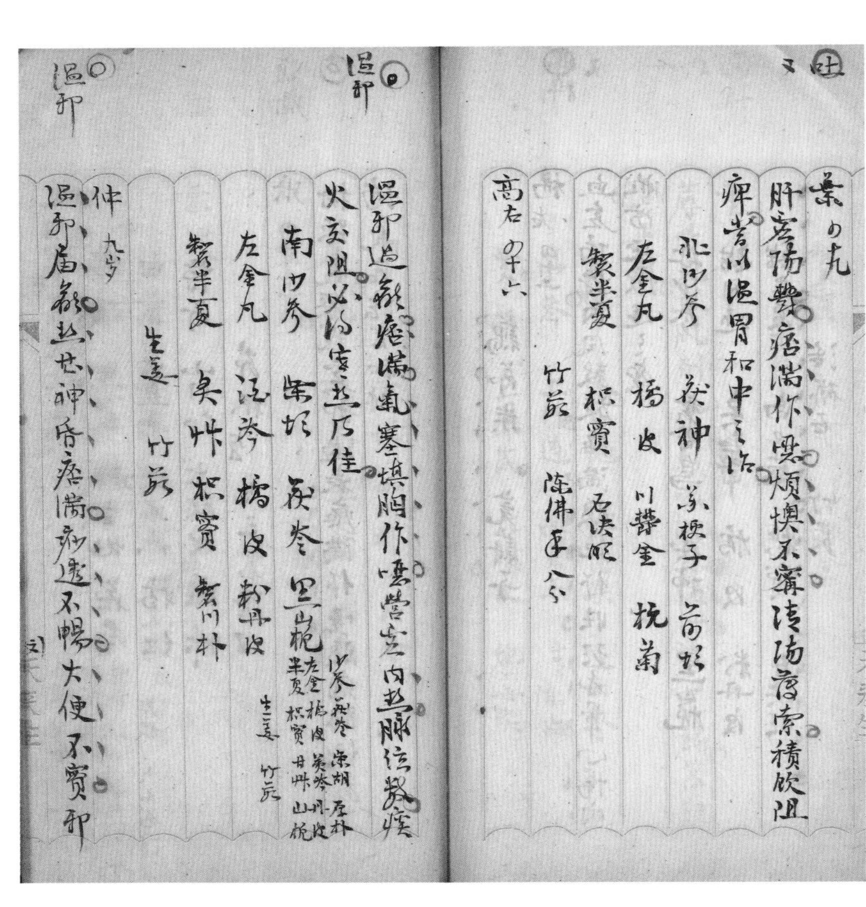

叶，四十九

眉批：吐。

肝虚阳郁，痞满作恶，烦懊不宁，清阳薄索，积饮阻痹。当以温胃和中之治。

北沙参　茯神　苏梗子　前胡　左金丸　橘皮　川郁金　杭菊　制半夏　枳实　石决明

竹茹　陈佛手八分

高右，四十六

眉批：温邪。

温邪遏候，痞满气塞，填胸作恶，营虚内热，脉弦数。痰火交阻，必得寒热乃佳。

南沙参　柴胡　茯苓　黑山栀　左金丸　酒芩　橘皮　粉丹皮　制半夏　炙草　枳实　制川朴

生姜　竹茹

沙参　茯苓　柴胡　厚朴　左金　橘皮　黄芩　丹皮　半夏　枳实　甘草　山栀　生姜　竹茹

仲，九岁

眉批：温邪。

温邪届候，热甚神昏痞满，痧透不畅，大便不实。邪

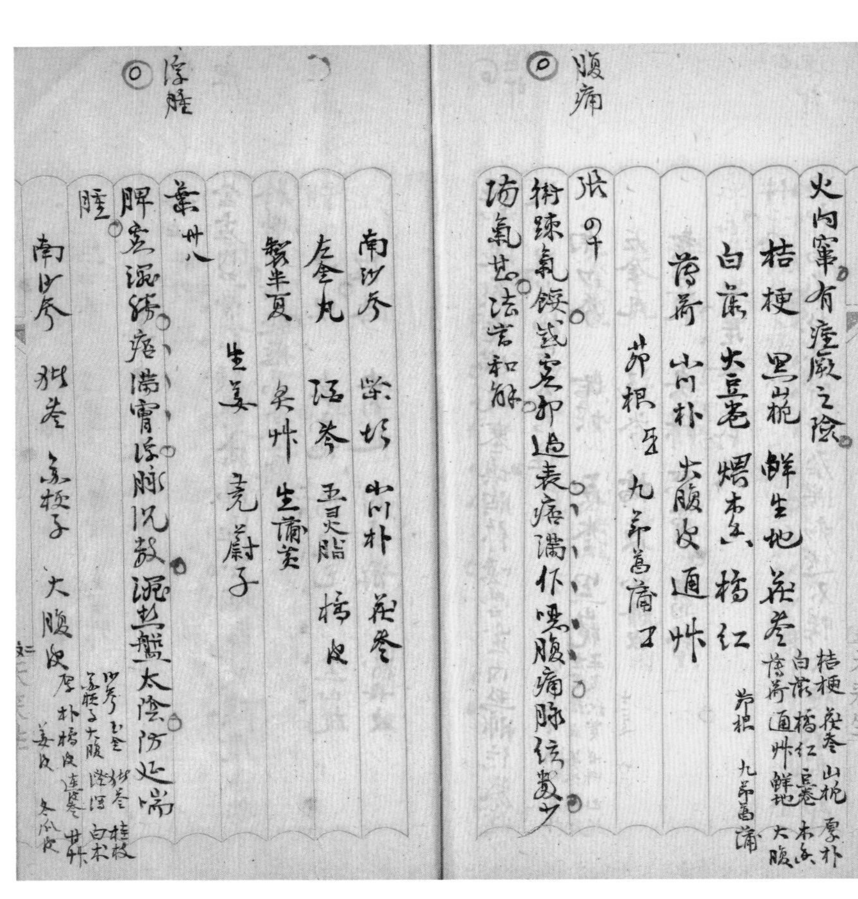

腹痛

火内窜有痉厥之险
桔梗 黑山栀 鲜生地 茯苓
白薇 大豆卷 煨木香 橘红
薄荷 川朴 大腹皮 通草
茅根 五 九节菖蒲 丁

桔梗 茯苓 山栀 厚朴
白薇 橘红 豆卷 木香
薄荷 通草 鲜地 大腹
茅根 九节菖蒲

张 四十
衔练气馁，兹寒邪遏表，痞满作呕，腹痛脉弦数少
肠气其法宜和解

浮肿

南沙参 紫菀 川朴 茯苓
左金丸 猪苓 五灵脂 橘皮
制半夏 炙草 生蒲黄
生姜 茺蔚子

叶 廿八
脾虚湿滞，痞满胃呆，脐下况叛，湿热蟠太阴防延喘
肿
南沙参 猪苓 枳椇子 大腹皮

沙参 玉金 猪苓 桂枝
枳椇子 大腹 泽泻 白术
厚朴 橘皮 连皮苓 廿八
姜皮 冬瓜皮

火内窜，有痉厥之险。

桔梗　黑山栀　鲜生地　茯苓　白薇　大豆卷　煨木香　橘红　薄荷　小川朴　大腹皮　通草

茆根五钱　九节菖蒲一钱

桔梗　茯苓　山栀　厚朴　白薇　橘红　豆卷　木香　薄荷　通草　鲜地　大腹　茆根　九节菖蒲

张，四十

眉批：腹痛。

卫疏气馁，感虚邪遏表，痞满作恶腹痛，脉弦数。少阳气甚，法当和解。

南沙参　柴胡　小川朴　茯苓　左金丸　酒芩　五灵脂　橘皮　制半夏　炙草　生蒲黄

生姜　茺蔚子

叶，卅八

眉批：浮肿。

脾虚湿胜，痞满肤浮，脉沉数。湿热盘太阴，防延喘肿。

南沙参　猪苓　苏梗子　大腹皮

沙参　玉金　猪苓　桂枝　苏梗子　大腹　泽泻　白术　厚朴　橘皮　连皮苓　甘草　姜皮　冬瓜皮

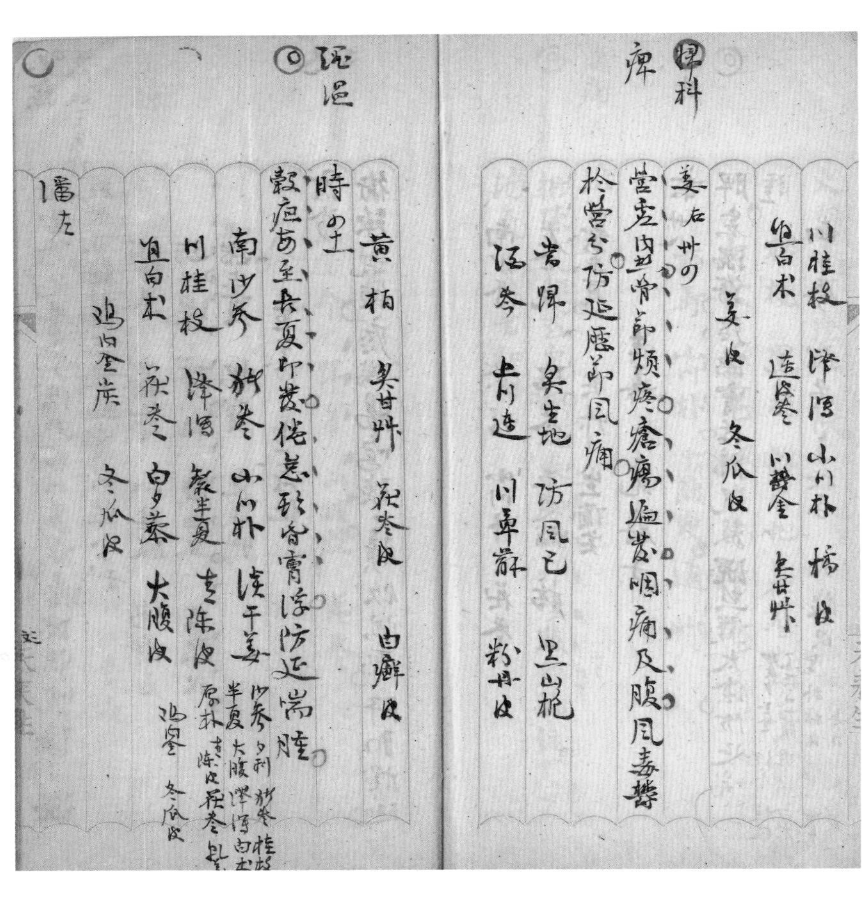

川桂枝　泽泻　小川朴　橘皮　焦白术　连皮苓　川郁金　炙甘草

姜皮　冬瓜皮

姜右，卅四

眉批：妇科，痹。

营虚内热，骨节烦疼，疮疡遍发，咽痛及腹，风毒郁于营分。防延历节风痛。

当归　炙生地　防风己　黑山栀　酒芩　上川连　川萆薢　粉丹皮　黄柏　炙甘草　茯苓皮　白癣[1]皮

时，四十一

眉批：湿温。

谷疸，每至长夏即发，倦怠头昏肤浮。防延喘肿。

南沙参　猪苓　小川朴　淡干姜　川桂枝　泽泻　制半夏　青陈皮　焦白术　茯苓　白夕藜　大腹皮

鸡内金炭　冬瓜皮

沙参　夕利　猪苓　桂枝　半夏　大腹　泽泻　白术　厚朴　青陈皮　茯苓　干姜

鸡内金　冬瓜皮

潘左

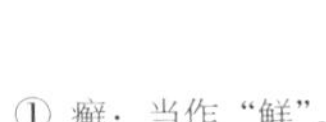

① 癣：当作“鲜”。

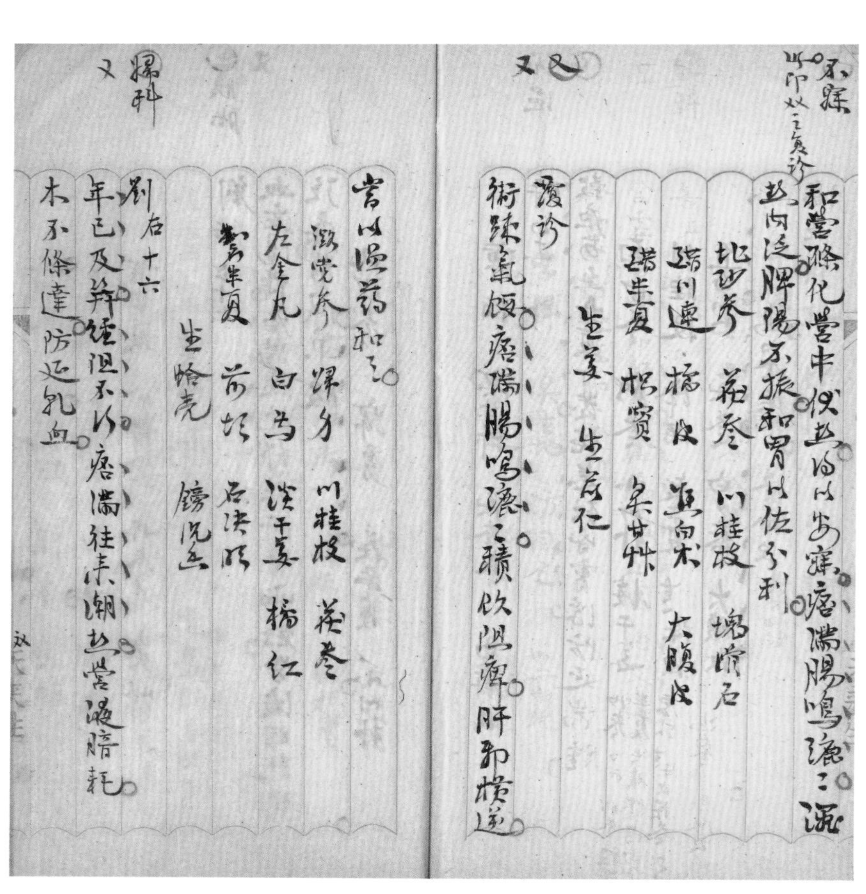

不寐
此节以上复诊

和营除伏营中伏热，治以安寐，痞满肠鸣溏泄之泄，
热内迫，脾阳不振，和胃以佐分利。

北沙参　茯苓　川桂枝　块滑石
姜川连　橘皮　焦白术　大腹皮
姜半夏　枳实　炙甘草
生姜　生苡仁

复诊

衔蹤气顿，痞满肠鸣溏泄之积，饮阻脾肝郁横逆

妇科

又

营以温药和之。

潞党参　归身　川桂枝　茯苓
左金丸　白芍　淡干姜　橘红
制半夏　前胡　石决明
生蛤壳　镑沉香

刘右　十六

年已及笄，经阻不行，痞满往来潮热，营阴暗耗，
木不条达，防延乳血。

眉批：不寐，此即又又之复诊。

和营涤化营中伏热，得以安寐，痞满肠鸣漉漉。湿热内泛，脾阳不振，和胃以佐分利。

北沙参　茯苓　川桂枝　块滑石　醋川连　橘皮　焦白术　大腹皮　醋半夏　枳实　炙甘草

生姜　生苡仁

复诊

眉批：又又。

卫疏气馁，痞满肠鸣漉漉，积饮阻痹。肝邪横逆。当以温药和之。

潞党参　归身　川桂枝　茯苓　左金丸　白芍　淡干姜　橘红　制半夏　前胡　石决明

生蛤壳　镑沉香

刘右，十六

眉批：妇科，又。

年已及笄，经阻不行，痞满，往来潮热，营液暗耗，木不条达。防延干血。

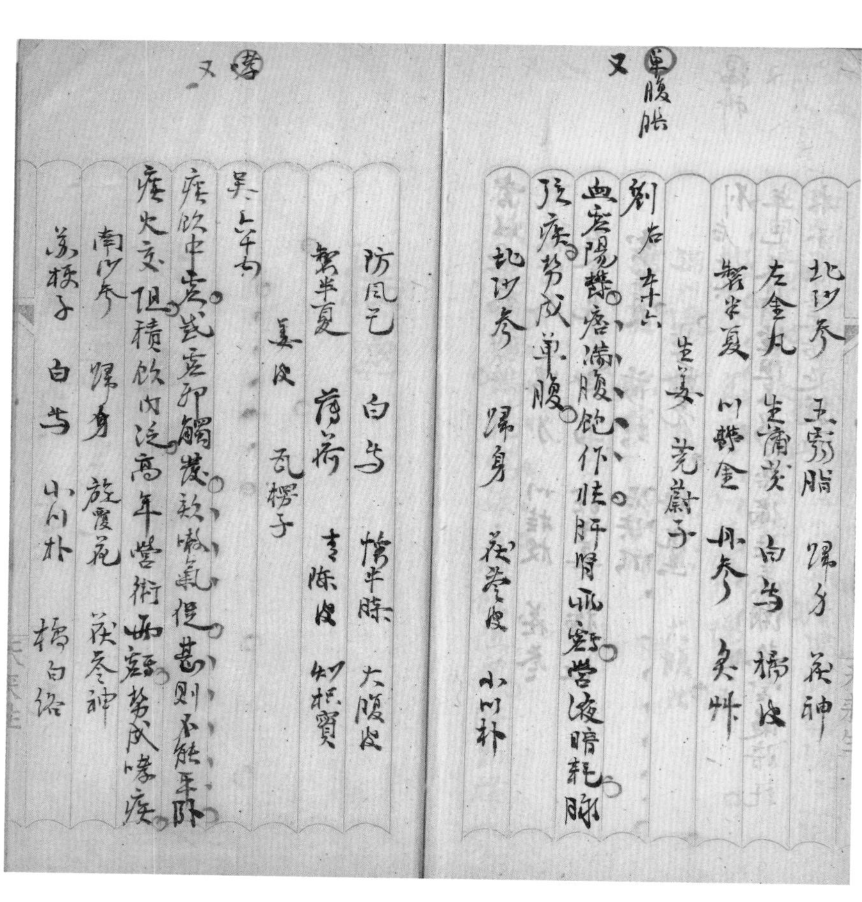

又 单腹胀

北沙参 玉[illegible]脂 归身 茯神
左金丸 生蒲黄 白芍 橘皮
制半夏 川郁金 丹参 炙草
生姜 茺蔚子

刘右 廿六

血虚阳燥，痞满腹饱，作胀，肝肾两虚，营液暗耗，脉弦疾，势成单腹。

北沙参 归身 茯苓皮 小川朴

又 哮

防风己 白芍 怀牛膝 大腹皮
制半夏 薄荷 青陈皮 炒枳实
姜皮 瓦楞子

吴 六十六

痰饮中虚，感寒邪触发，致咳气促，甚则不能平卧，痰火交阻，积饮内泛，高年营卫两虚，势成哮痰。

南沙参 归身 旋覆花 茯苓神
[illegible]栀子 白芍 小川朴 橘白络

北沙参　五灵脂　归身　茯神　左金丸　生蒲黄　白芍　橘皮　制半夏　川郁金　丹参　炙草

生姜　茺蔚子

刘右，五十六

眉批：单腹胀，又。

血虚阳郁，痞满腹饱作胀。肝肾两亏，营液暗耗，脉弦疾。势成单腹。

北沙参　归身　茯苓皮　小川朴　防风己　白芍　怀牛膝　大腹皮　制半夏　薄荷　青陈皮　炒枳实

姜皮　瓦楞子

吴，六十五

眉批：哮，又。

痰饮中虚，感虚邪触发，咳嗽气促，甚则不能平卧。痰火交阻，积饮内泛，高年营卫两亏，势成哮疾。

南沙参　归身　旋覆花　茯苓神　苏梗子　白芍　小川朴　橘白络

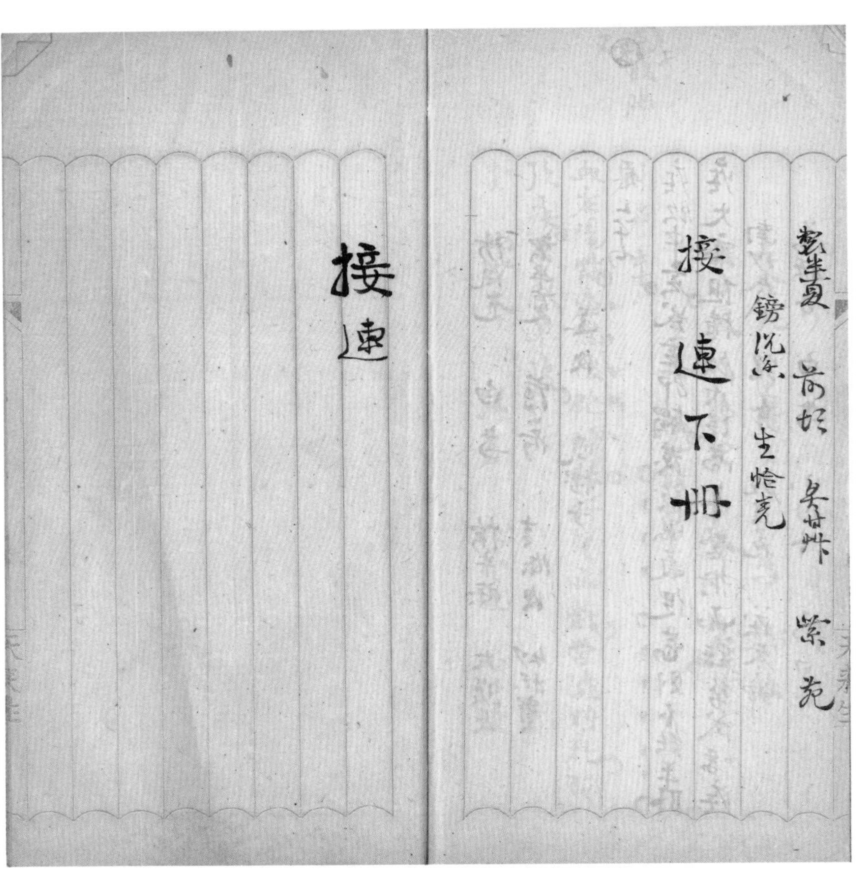
接連
接連下册

制半夏　前胡　炙甘草　紫菀
　　镑沉香　生蛤壳

接连下册。

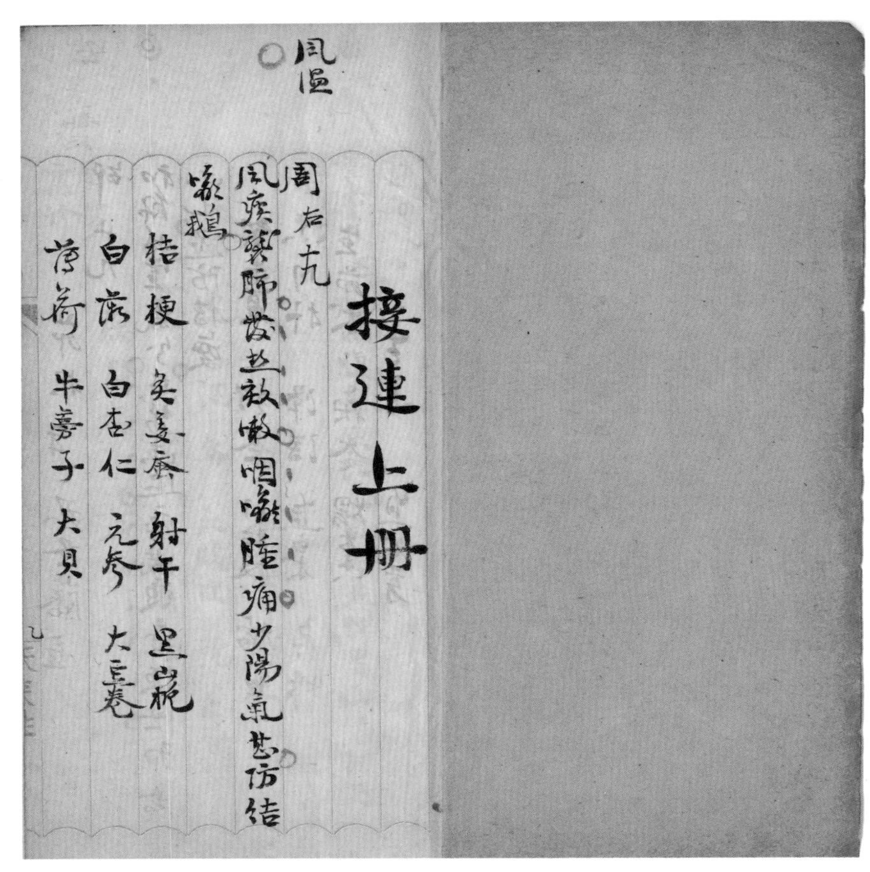

接連上冊

○風温

周右九

風痰襲肺發熱欬嗽咽喉腫痛少陽氣甚防結喉鵝

桔梗　象貝母　射干　黑山梔

白前　白杏仁　元參　大豆卷

薄荷　牛蒡子　大貝

接连上册。

周右，十九

眉批：风温。

风痰袭肺，发热咳嗽，咽喉肿痛，少阳气甚。防结喉鹅。

桔梗　炙姜蚕　射干　黑山栀　白薇　白杏仁　元参　大豆卷　薄荷　牛蒡子　大贝

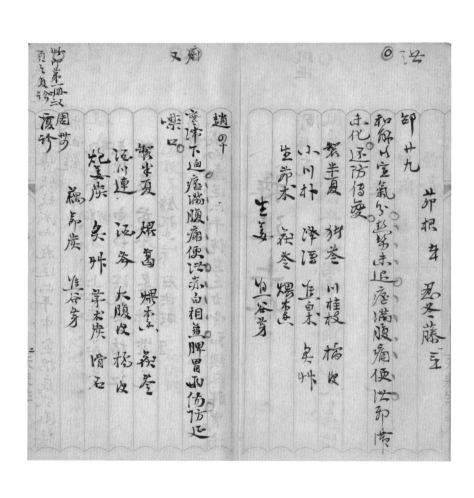

〇泄

邹廿九

和解以宣气分，热邪未退，痞满腹痛，便泄邪带未化，还防传变。

芦根 牟　忍冬藤 三

制半夏　猪苓　川桂枝　橘皮

小川朴　泽泻　焦白术　炙草

生茅术　茯苓　煨木香

生姜　焦谷芽

痢　又

赵 四十

寒滞下迫，痞满腹痛，便泄赤白相兼，脾胃两伤，防延噤口。

制半夏　煨葛　煨木香　茯苓

酒川连　酒芩　大腹皮　橘皮

炮姜炭　炙草　茅术炭　滑石

藕节炭　焦谷芽

此即第一册卅二页之复诊

周廿 复诊

茆根五钱　忍冬藤三钱

邵，廿九

眉批：泄。

和解以宣气分，热势未退，痞满腹痛便泄，邪滞未化。还防传变。

制半夏　猪苓　川桂枝　橘皮　小川朴　泽泻　焦白术　炙草　生茆术　茯苓　煨木香

生姜　焦谷芽

赵，四十

眉批：痢，又。

寒滞下迫，痞满腹痛便泄，赤白相兼，脾胃两伤。防延噤口。

制半夏　煨葛　煨木香　茯苓　酒川连　酒芩　大腹皮　橘皮　炮姜炭　炙草　茅术炭　滑石

藕节炭　焦谷芽

周，卅四，复诊

眉批：痰饮咳逆，此即第一册三叉页之复诊。

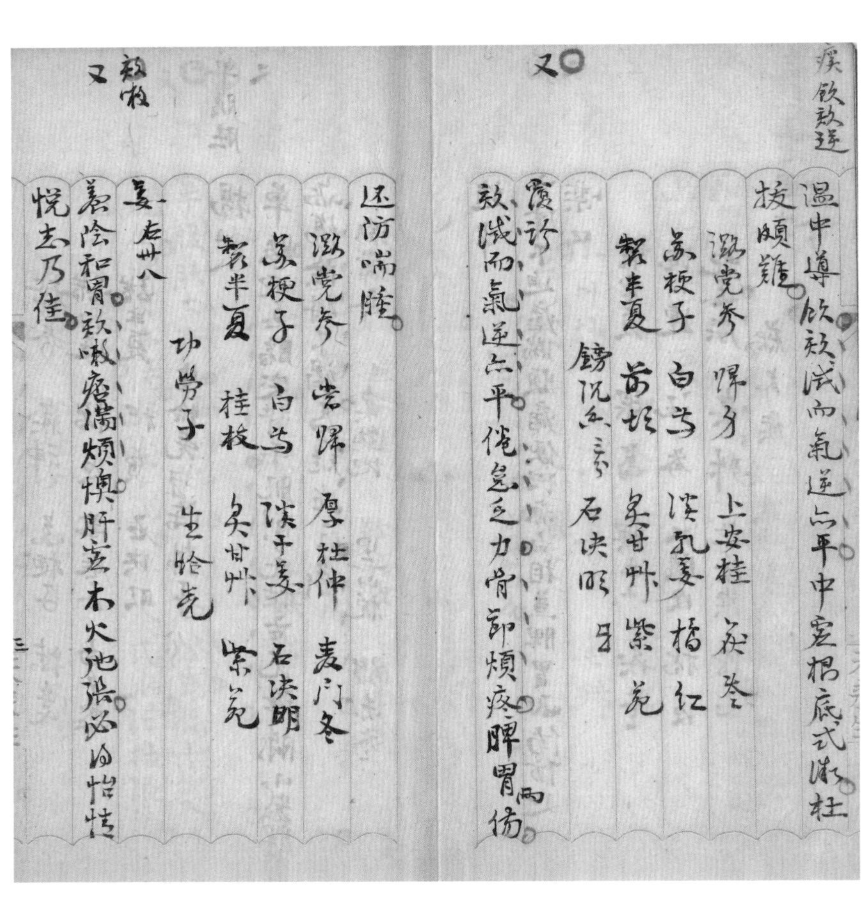

温中导饮，咳减而气逆亦平。中虚根底式微，杜拔颇难。

路党参　归身　上安桂　茯苓　苏梗子　白芍　淡干姜　橘红　制半夏　前胡　炙甘草　紫菀

镑沉香三分　石决明五钱

复诊

眉批：又。

咳减而气逆亦平，倦怠乏力，骨节烦疼。脾胃两伤，还防喘肿。

路党参　当归　厚杜仲　麦门冬　苏梗子　白芍　淡干姜　石决明　制半夏　桂枝　炙甘草　紫菀

功劳子　生蛤壳

姜右，卅八

眉批：咳嗽，又。

养阴和胃，咳嗽痞满烦懊。肝虚木火弛张，必得怡情悦志乃佳。

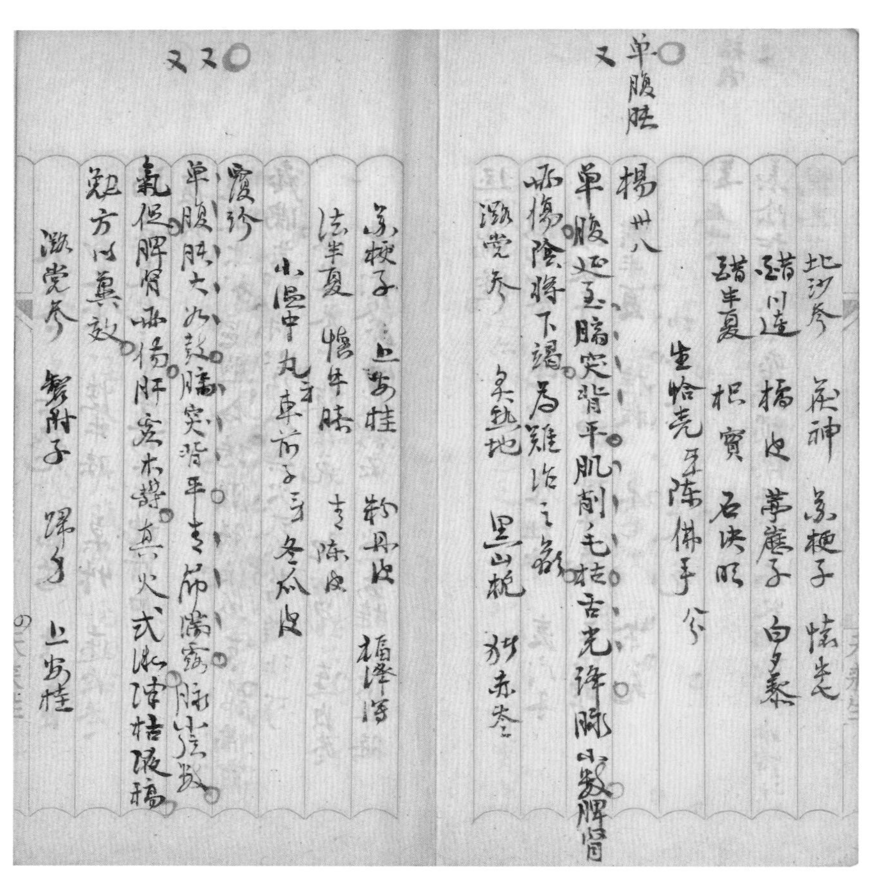

北沙参　茯神　苏梗子　怀牛膝　醋川连　橘皮　葶苈子　白夕藜　醋半夏　枳实　石决明

生蛤壳五钱　陈佛手八分

杨，卅八

眉批：单腹胀，又。

单腹延至膈突背平，肌削毛枯，舌光绛，脉小数。脾肾两伤，阴将下竭，为难治之候。

路党参　炙熟地　黑山栀　猪赤苓　苏梗子　上安桂　粉丹皮　福泽泻　法半夏　怀牛膝　青陈皮

小温中丸二钱　车前子三钱　冬瓜皮

复诊

眉批：又又。

单腹胀大如鼓，膈突背平，青筋满露，脉小弦数，气促。脾肾两伤，肝虚木郁，真火式微，津枯液槁。勉方以冀效。

路党参　制附子　归身　上安桂

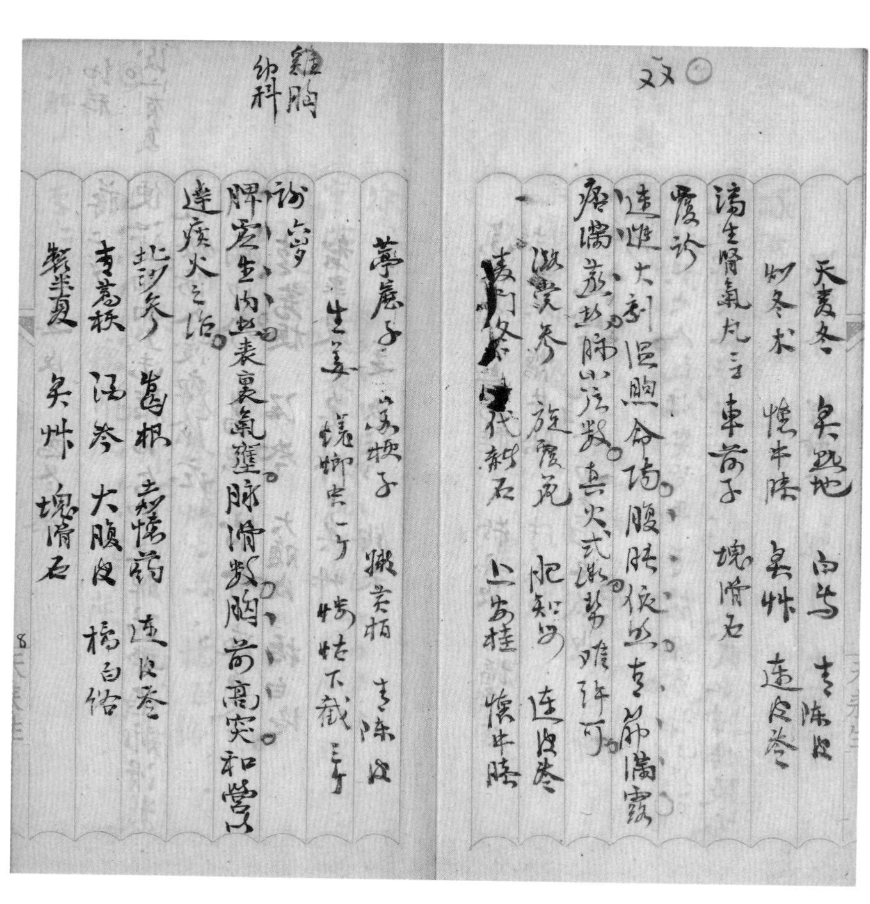

天麦冬　炙熟地　白芍　青陈皮　炒冬术　怀牛膝　炙草　连皮苓

济生肾气丸三钱　车前子　块滑石

复诊

眉批：又又。

连进大剂温煦命阳，腹胀依然，青筋满露，痞满蒸热，脉小弦数。真火式微，势难许可。

潞党参　旋覆花　肥知母　连皮苓　麦门冬　代赭石　上安桂　怀牛膝　葶苈子　苏梗子　嫩黄柏　青陈皮

生姜　蜣螂虫一个　蝼蛄下截三个

谢，六岁

眉批：鸡胸，幼科。

脾虚生内热，表里气壅，脉滑数，胸前高突，和营以达痰火之治。

北沙参　葛根　土炒怀药　连皮苓　青蒿梗　酒苓　大腹皮　橘白络　制半夏　炙草　块滑石

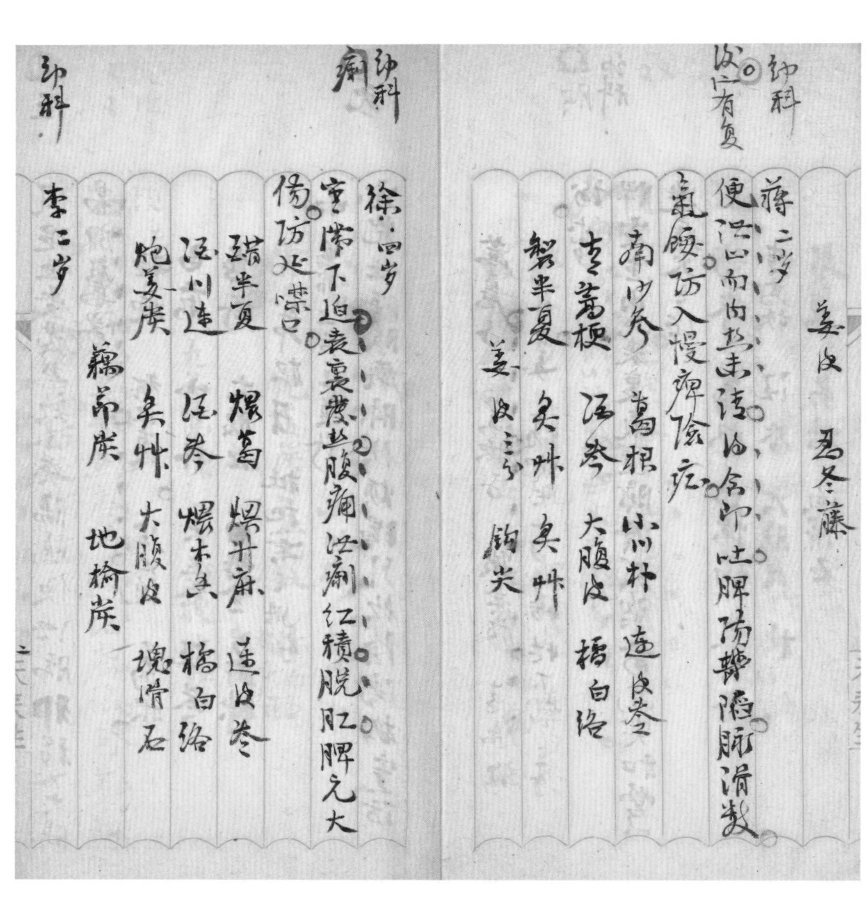

幼科

泄○亡有复

姜皮　忍冬藤

蒋　二岁

便泄而内热未清，且合呕吐，脾阳郁陷，脉滑数

气候防入慢脾险症

南沙参　葛根　小川朴　连皮苓

苦桔梗　泽苓　大腹皮　橘白络

制半夏　炙艸　炙艸

姜皮三分　钩尖

幼科　痢

徐　四岁

重滞下迫，表里发热，腹痛泄痢红积，脱肛，脾元大伤，防延噤口

醋半夏　煨葛　煨升麻　连皮苓

炒川连　炒苓　煨木香　橘白络

炮姜炭　炙艸　大腹皮　块滑石

藕节炭　地榆炭

幼科

李　二岁

姜皮　忍冬藤

蒋，二岁

眉批：幼科，后十二有复。

便泄止而内热未清，得食即吐，脾阳郁陷，脉滑数，气馁。防入慢痹险候。

南沙参　葛根　小川朴　连皮苓　青蒿梗　酒芩　大腹皮　橘白络　制半夏　炙草　炙草[①]

姜皮三分　钩尖

徐，四岁

眉批：幼科，痢。

寒滞下迫，表里发热，腹痛泄痢红积，脱肛，脾元大伤，防延噤口。

醋半夏　煨葛　煨升麻　连皮苓　酒川连　酒芩　煨木香　橘白络　炮姜炭　炙草　大腹皮　块滑石

藕节炭　地榆炭

李，二岁

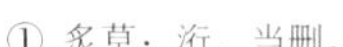

① 炙草：衍，当删。

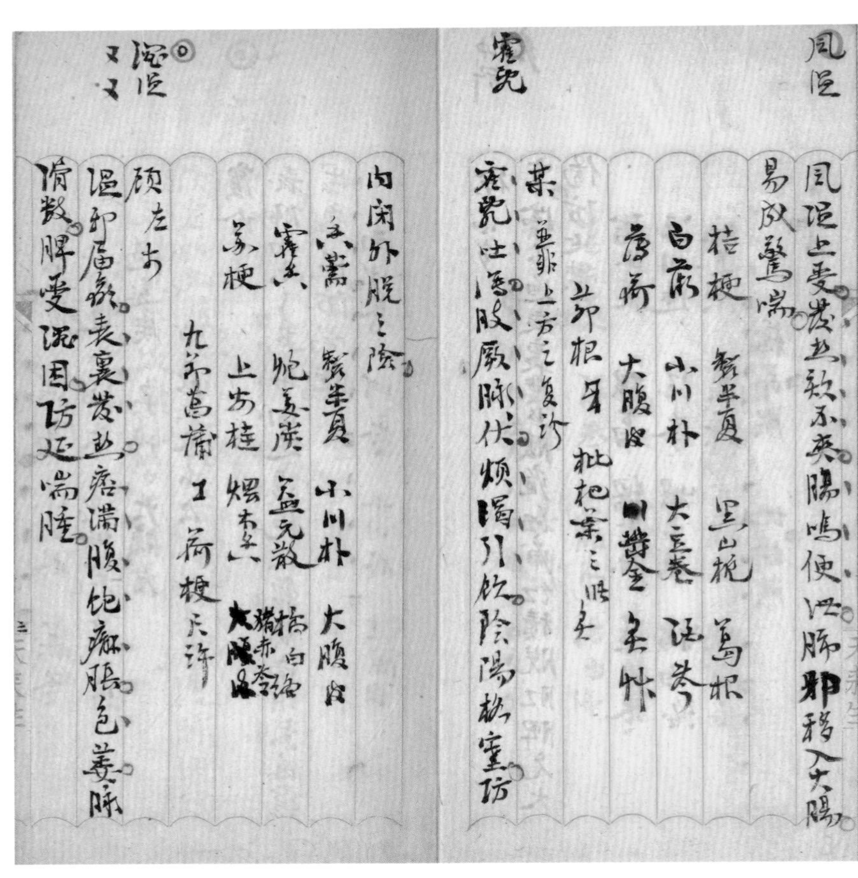

眉批：幼科，风温。

风温上受，发热咳不爽，肠鸣便泄，肺邪移入大肠，易成惊喘。

桔梗　制半夏　黑山栀　葛根　白薇　小川朴　大豆卷　酒芩　薄荷　大腹皮　川郁金　炙草

茆根五钱　枇杷叶三张（炙）

某

眉批：霍乱，并非上方之复诊。

霍乱吐泻，肢厥脉伏，烦渴引饮，阴阳格塞。防内闭外脱之险。

香薷　制半夏　小川朴　大腹皮　藿香　炮姜炭　益元散　橘白络　苏梗　上安桂　煨木香　猪赤苓

九节菖蒲一钱　荷梗尺许

顾左，十四

眉批：湿温，又又。

温邪届候，表里发热，痞满腹饱瘀胀，色萎，脉滑数。脾受湿困，防延喘肿。

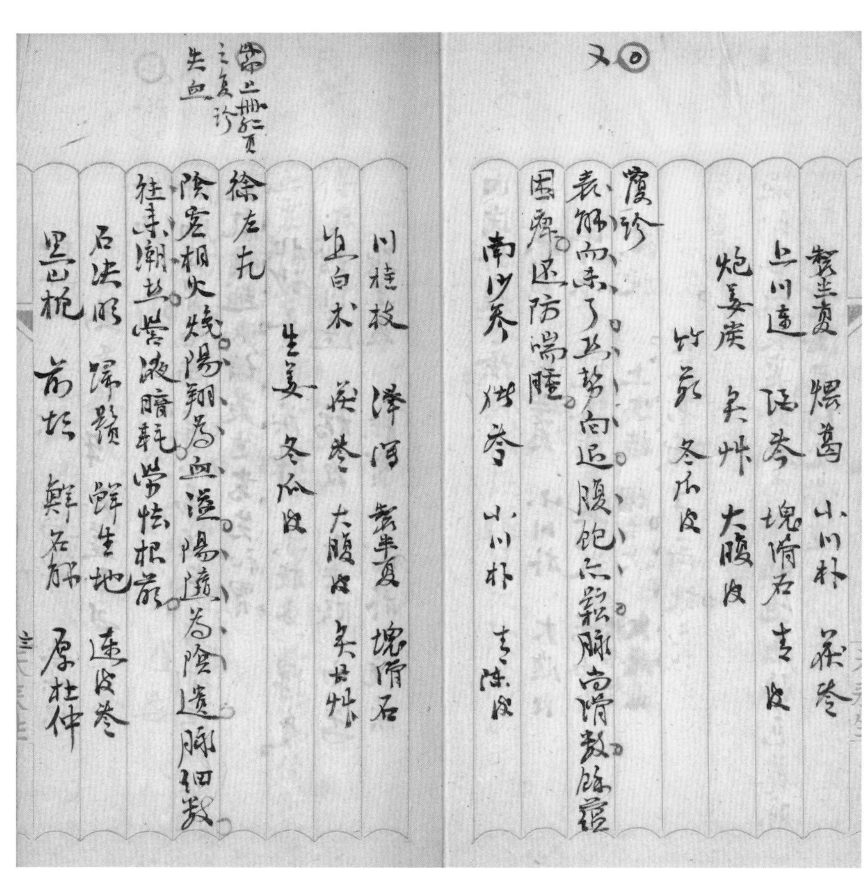

制半夏　煨葛　小川朴　茯苓　上川连　酒芩　块滑石　青皮　炮姜炭　炙草　大腹皮

竹茹　冬瓜皮

复诊

眉批：又。

表解而未了，热势向退，腹饱亦松，脉尚滑数。余蕴困痹，还防喘肿。

南沙参　猪苓　小川朴　青陈皮　川桂枝　泽泻　制半夏　块滑石　焦白术　茯苓　大腹皮　炙甘草

生姜　冬瓜皮

徐左，十九

眉批：此即上册八十二页之复诊失血。

阴虚相火烧，阳翔为血溢，阳随为阴遗，脉细数。往来潮热，营液暗耗，劳怯根萌。

石决明　归须　鲜生地　连皮苓　黑山栀　前胡　鲜石斛　厚杜仲

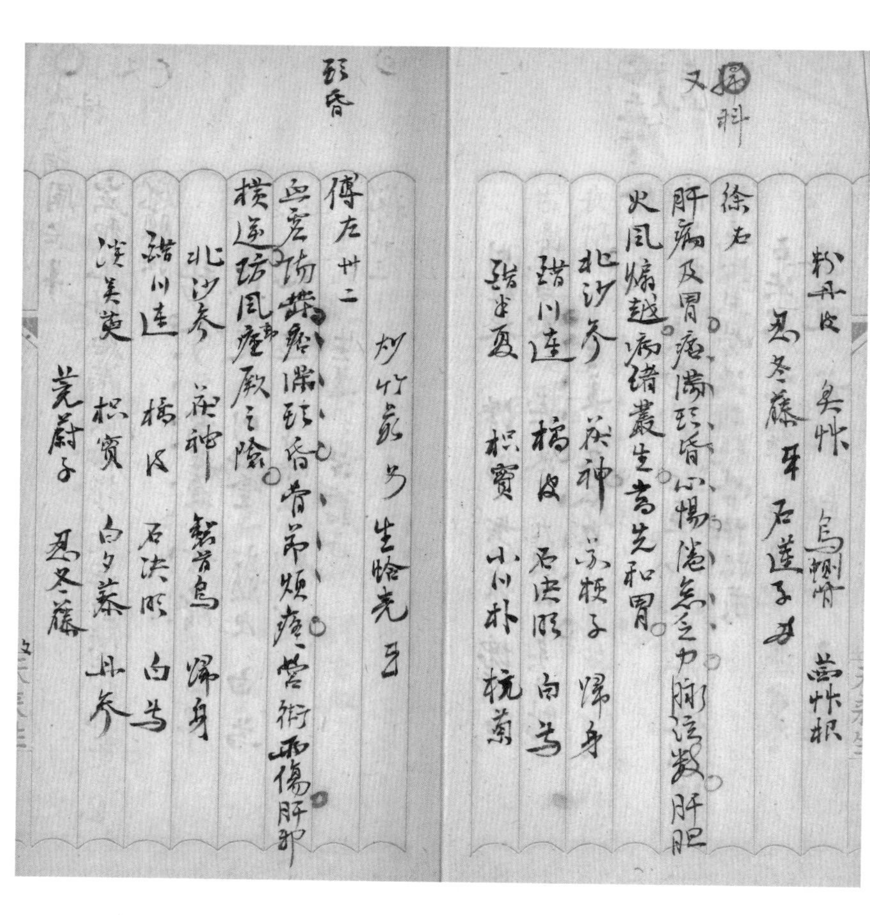

又

粉丹皮　炙草　烏賊骨　茜草根

忍冬藤　[illegible]　石蓮子　[illegible]

徐右

肝病及胃，痞滿頭昏，心惕，倦怠乏力，脈弦數。肝胆火風煽越，病緒叢生，當先和胃。

北沙參　茯神　山梔子　歸身

[illegible]川連　橘皮　石決明　白芍

[illegible]半夏　枳實　川朴　杭菊

炒竹茹　[illegible]　生蛤殼　[illegible]

頭昏

傅左　廿二

血虛傷營，瘀絡滯，頭昏，骨節煩疼，營衛兩傷，肝邪橫逆，防風痙厥之險。

北沙參　茯神　製首烏　歸身

[illegible]川連　橘皮　石決明　白芍

淡吳萸　枳實　白蒺藜　丹參

茺蔚子　忍冬藤

粉丹皮　炙草　乌鲗骨　茜草根

忍冬藤五钱　石莲子一两

徐右

眉批：妇科。

肝病及胃，痞满头昏心惕，倦怠乏力，脉弦数。肝胆火风煽越，病诸丛生，当先和胃。

北沙参　茯神　苏梗子　归身　醋川连　橘皮　石决明　白芍　醋半夏　枳实　小川朴　杭菊

炒竹茹一钱五分　生蛤壳五钱

傅左，卅二

眉批：头昏。

血虚阳郁，痞满头昏，骨节烦疼，营卫两伤，肝邪横逆。防风动痉厥之险。

北沙参　茯神　制首乌　归身　醋川连　橘皮　石决明　白芍　淡吴萸　枳实　白夕藜　丹参

茺蔚子　忍冬藤

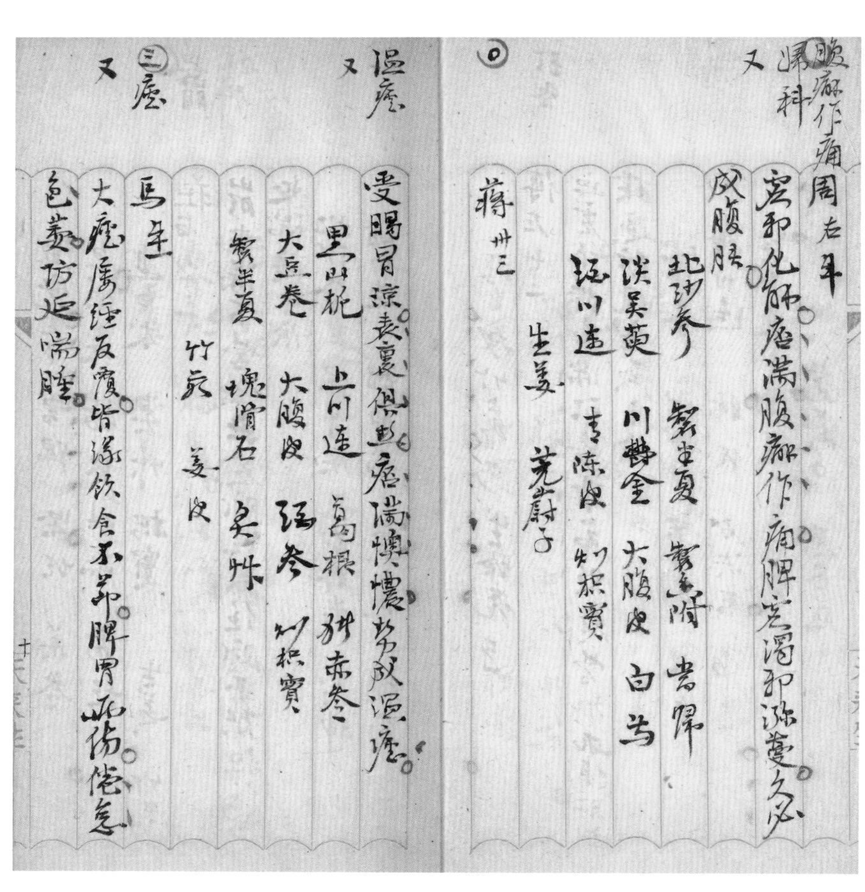
腹瘀作痛 归科 又

周 右 年

寒邪化痢痞满腹瘀作痛脾虚湿邪阻滞久
成腹胀

北沙参 制半夏 制香附 当归
淡吴萸 川郁金 大腹皮 白芍
酒川连 青陈皮 炒枳实
生姜 茺蔚子

蒋 卅三

温疟 又

受暑冒凉表里俱热痞满懊憹势成温疟

黑山栀 上川连 葛根 猪赤苓
大豆卷 大腹皮 酒芩 炒枳实
制半夏 块滑石 泉朴
竹茹 姜皮

马 年

三疟 又

大疟屡经反复皆缘饮食不节脾胃所伤倦怠
色萎防延喘肿

周右，五十

眉批：腹瘀作痛，妇科，又。

虚邪化解，痞满腹瘀作痛，脾虚浊邪弥漫，久必成腹胀。

北沙参　制半夏　制香附　当归　淡吴萸　川郁金　大腹皮　白芍　酒川连　青陈皮　炒枳实

生姜　茺蔚子

蒋，卅三

眉批：温痉。

受暍冒凉，表里俱热，痞满懊憹，势成温痉。

黑山栀　上川连　葛根　猪赤苓　大豆卷　大腹皮　酒芩　炒枳实　制半夏　块滑石　炙草

竹茹　姜皮

马，五十一

眉批：三痉。

大痉屡经反复，皆缘饮食不节，脾胃两伤，倦怠色萎，防延喘肿。

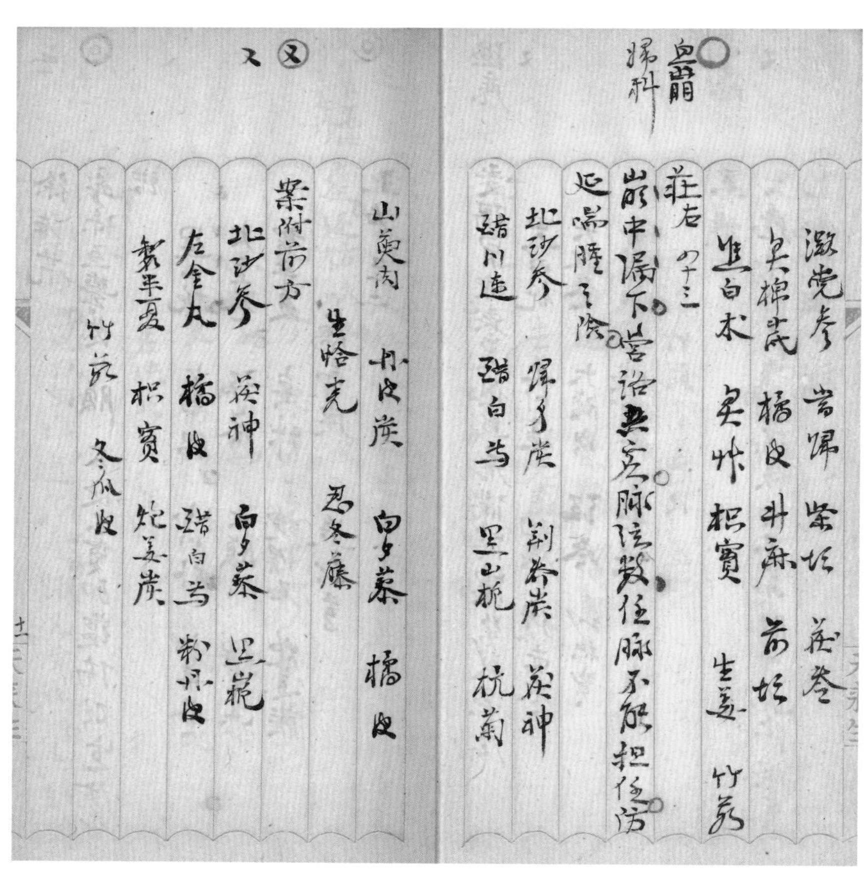

鼻衄 婦科

潞党参 当归 柴胡 茯苓
炙绵芪 橘皮 升麻 前胡
焦白术 炙草 枳实 生姜 竹茹

莊右 四十三

崩中漏下，营阴无存，脉弦数，任脉不能担任，防延喘脱之险。

北沙参 归身炭 荆芥炭 茯神
炒川连 炒白芍 黑山栀 杭菊

又

山萸肉 丹皮炭 白蒺藜 橘皮
生蛤壳 忍冬藤

案附前方

北沙参 茯神 白蒺藜 黑栀
左金丸 橘皮 炒白芍 粉丹皮
制半夏 枳实 炮姜炭
竹茹 冬瓜皮

路党参　当归　柴胡　茯苓　炙棉芪　橘皮　升麻　前胡　焦白术　炙草　枳实　生姜　竹茹

庄右，四十三

眉批：血崩，妇科。

崩中漏下，营络空虚，脉弦数。任脉不能担任，防延喘肿之险。

北沙参　归身炭　荆芥炭　茯神　醋川连　醋白芍　黑山栀　杭菊　山萸肉　丹皮炭　白夕藜　橘皮

生蛤壳　忍冬藤

眉批：又又。

案附前方。

北沙参　茯神　白夕藜　黑山栀　左金丸　橘皮　醋白芍　粉丹皮　制半夏　枳实　炮姜炭

竹茹　冬瓜皮

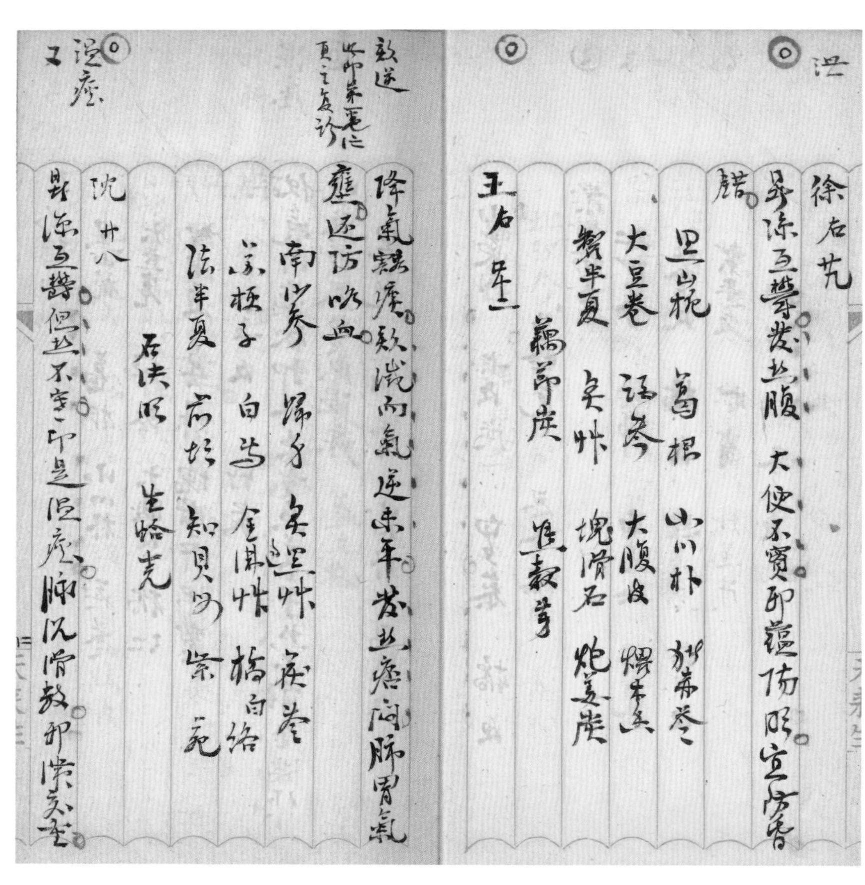

徐右，廿九

眉批：泄。

暑凉互郁，发热，腹[1]大便不实，邪蕴阳明。宜防昏错。

黑山栀　葛根　小川朴　猪赤苓　大豆卷　酒芩　大腹皮　煨木香　制半夏　炙草　块滑石　炮姜炭

藕节炭　焦谷芽

王右，五十二

眉批：咳逆，此即第二七三页之复诊。

降气豁痰，咳减而气逆未平，发热痞闷，肺胃气壅。还防咯血。

南沙参　归身　炙黑草　茯苓　苏梗子　白芍　金沸草　橘白络　法半夏　前胡　知贝母　紫菀

石决明　生蛤壳

沈，廿八

眉批：温痉。

暑凉互郁，但热不寒，即是温痉，脉沉滑数。邪滞交重，

① 腹：后疑漏"胀"字。

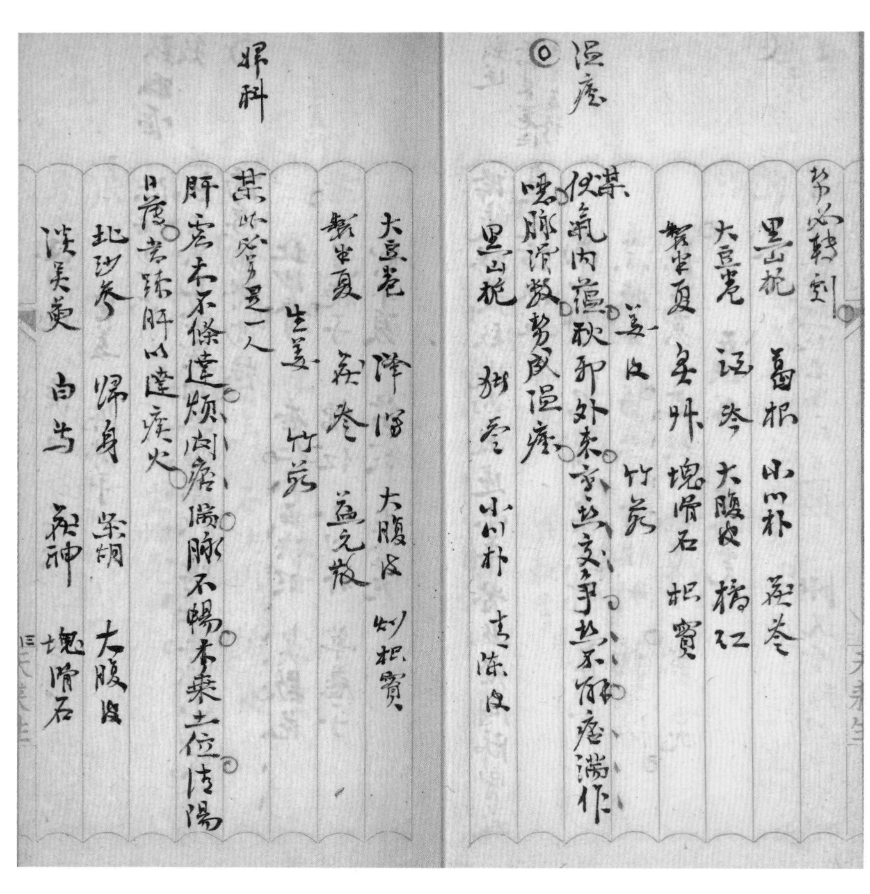
节必轉劑
黑山梔 葛根 小川朴 茯苓
大豆卷 猪苓 大腹皮 橘紅
製半夏 金斛 塊滑石 枳實
薑皮 竹茹

溫瘧
某 伏氣內蘊秋邪外來交熱交爭熱不解痞滿作
嘔脈弦數勢成溫瘧
黑山梔 豬苓 小川朴 青陳皮

脾科
大豆卷 澤瀉 大腹皮 炒枳實
製半夏 茯苓 益元散
生薑 竹茹
某 此後另是一人
肝家本不條達煩悶痞滿脈不暢木乘土位清陽
日虛當疏肝以達痰火
北沙參 歸身 柴胡 大腹皮
淡吳萸 白芍 茯神 塊滑石

势必转剧。

黑山栀　葛根　小川朴　茯苓　大豆卷　酒芩　大腹皮　橘红　制半夏　炙草　块滑石　枳实

姜皮　竹茹

某

眉批：温痉。

伏气内蕴，秋邪外束，寒热交争，热不解，痞满作恶，脉滑数。势成温痉。

黑山栀　猪苓　小川朴　青陈皮　大豆卷　泽泻　大腹皮　炒枳实　制半夏　茯苓　益元散

生姜　竹茹

某

眉批：此必另是一人，妇科。

肝虚木不条达，烦闷痞满，脉不畅。木乘土位，清阳日薄。当疏肝以达痰火。

北沙参　归身　柴胡　大腹皮　淡吴萸　白芍　茯神　块滑石

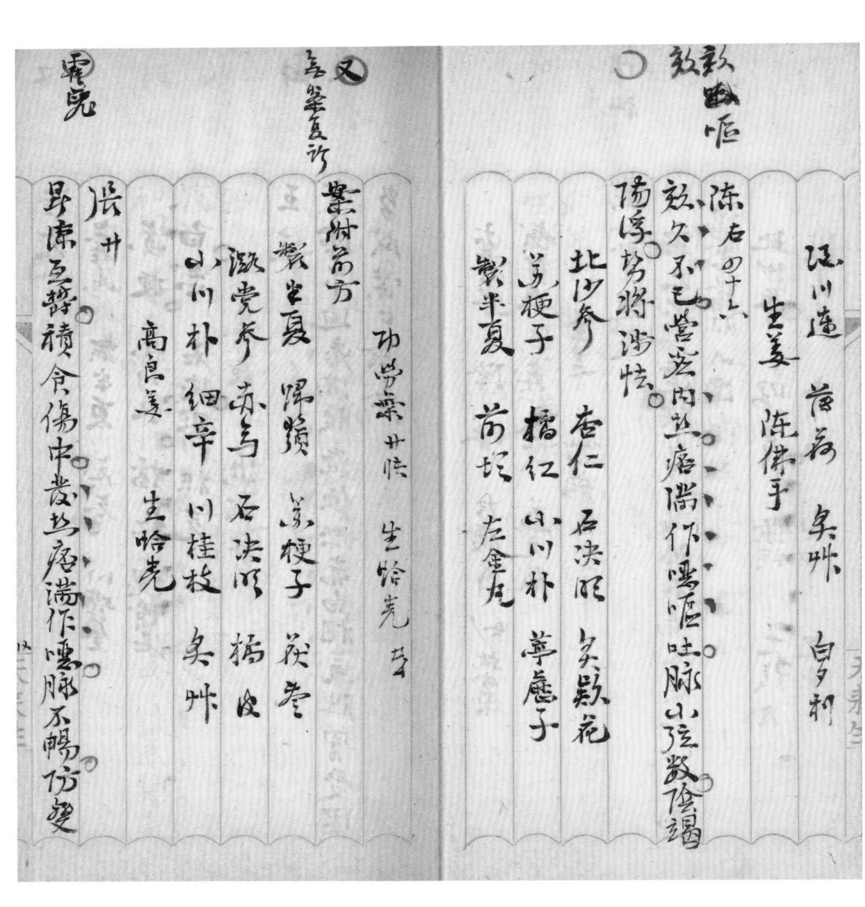

酒川连　薄荷　炙草　白夕利

生姜　陈佛手

陈右，四十六

眉批：咳呕。

咳久不已，营虚内热，痞满作恶呕吐，脉小弦数。阴竭阳浮，势将涉怯。

北沙参　杏仁　石决明　炙款花　苏梗子　橘红　小川朴　葶苈子　制半夏　前胡　左金丸

功劳叶廿张　生蛤壳五钱

案附前方。

眉批：无案复诊。

制半夏　归须　苏梗子　茯苓　潞党参　赤芍　石决明　橘皮　小川朴　细辛　川桂枝　炙草

高良姜　生蛤壳

张，廿

眉批：霍乱，又。

暑凉互郁，积食伤中，发热，痞满作恶。脉不畅，防变

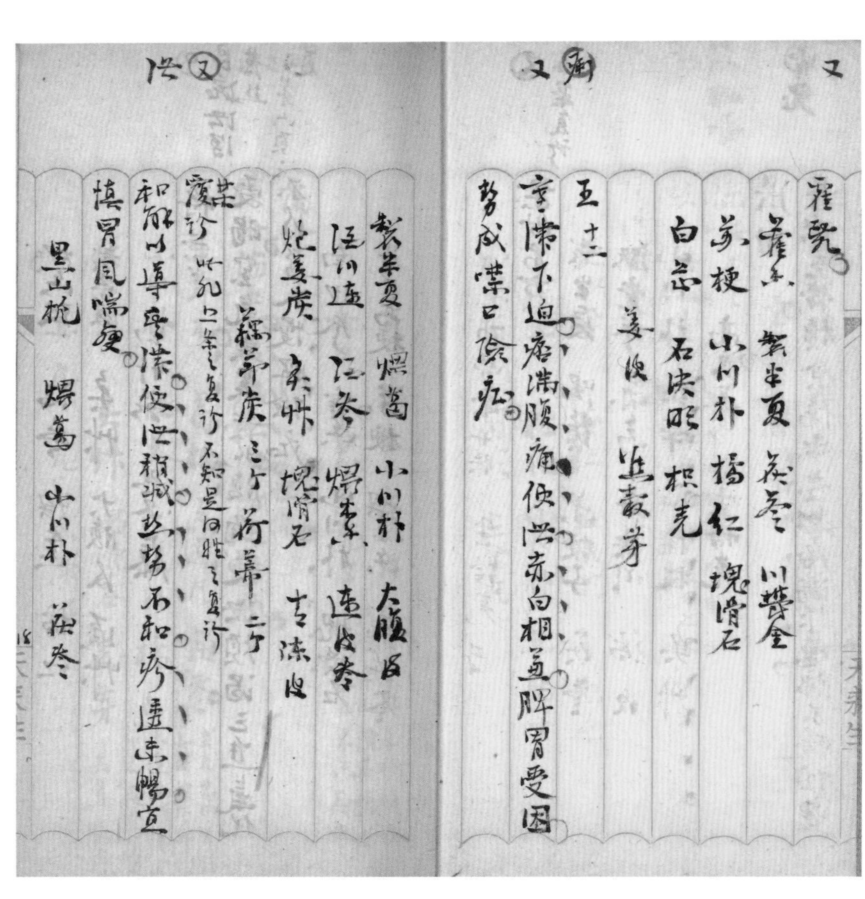

又

霍乱

藿香 制半夏 茯苓 川郁金

苏梗 小川朴 橘红 块滑石

白芷 石决明 枳壳

姜皮 焦谷芽

又 衛

五十二

窒滞下迫，痞满腹痛，便泄赤白相兼，脾胃受困，势成噤口险症。

又诊

制半夏 煨葛 小川朴 大腹皮

淡川连 淡芩 焊木香 连皮苓

炮姜炭 赤芍 块滑石 青陈皮

藕节炭 三个 荷蒂 二个

废诊 此乃上条之复诊，不知是何姓之复诊

和解以导宿滞，使泄稍减，然势不和，疹逗未畅，宜慎胃风喘变。

黑山栀 煨葛 小川朴 茯苓

霍乱。

藿香　制半夏　茯苓　川郁金　苏梗　小川朴　橘红　块滑石　白芷　石决明　枳壳

姜皮　焦谷芽

王，十二

眉批：痢，又。

寒滞下迫，痞满腹痛便泄，赤白相兼，脾胃受困。势成噤口险候。

制半夏　煨葛　小川朴　大腹皮　酒川连　酒芩　煨木香　连皮苓　炮姜炭　炙草　块滑石　青陈皮

藕节炭三个　荷蒂二个

某，复诊

眉批：泄。此非上条之复诊，不知是何姓之复诊。

和解以导寒滞，便泄稍减，热势不和，疹透未畅。宜慎冒风喘变。

黑山栀　煨葛　小川朴　茯苓

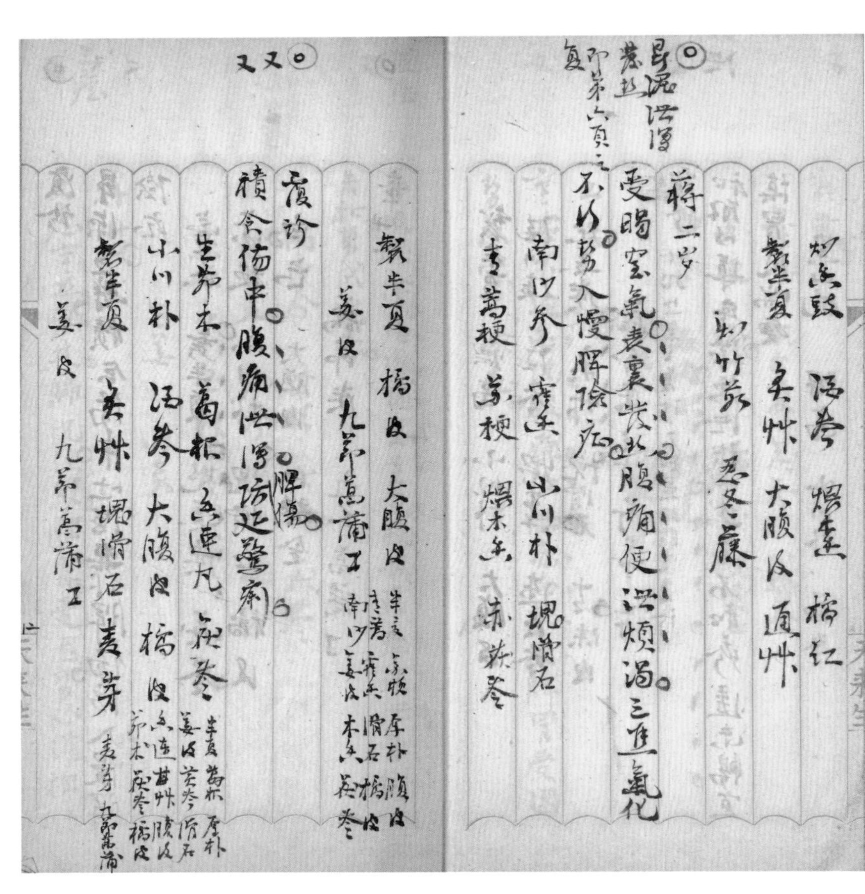

炒香豉　酒芩　煨木香　橘红　制半夏　炙草　大腹皮　通草

炒竹茹　忍冬藤

蒋，二岁

眉批：暑湿泄泻发热，即第六页之复。

受暍窒气，表里发热，腹痛便泄烦渴，三焦气化不行。势入慢脾险症。

南沙参　藿香　小川朴　块滑石　青蒿梗　苏梗　煨木香　赤茯苓　制半夏　橘皮　大腹皮

姜皮　九节菖蒲一钱

半夏　苏梗　厚朴　腹皮　青蒿　藿香　滑石　橘皮　南沙　姜皮　木香　茯苓

复诊

眉批：又又。

积食伤中，腹痛泄泻，脾伤。防延惊痢。

生茆术　葛根　香连丸　茯苓　小川朴　酒芩　大腹皮　橘皮　制半夏　炙草　块滑石　麦芽

姜皮　九节菖蒲一钱

半夏　葛根　厚朴　姜皮　黄芩　滑石　香连　甘草　腹皮　茆术　茯苓　橘皮　麦芽　九节菖蒲

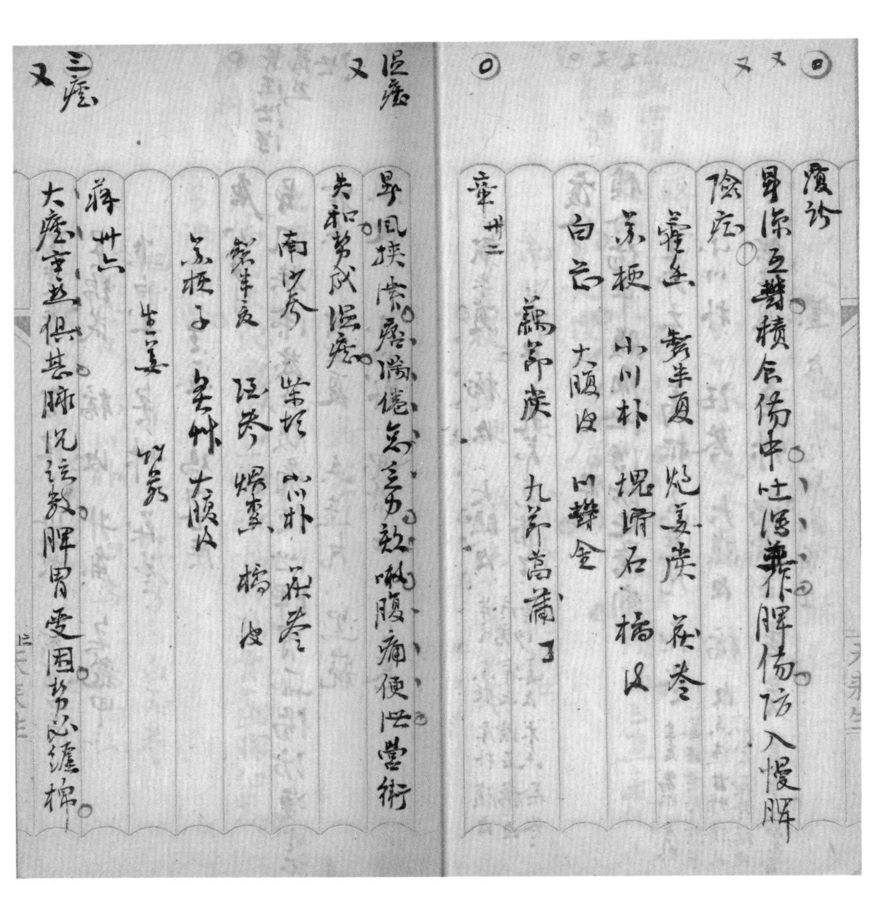

又 又

复诊

暑湿互郁积食伤中吐泻兼作脾伤防入慢脾
险症

藿香 姜半夏 炮姜炭 茯苓
苏梗 小川朴 煨赤石 橘皮
白芍 大腹皮 川郁金
藕节炭 九节菖蒲 一

章 卅二

温疟 又

暑风挟湿痞满倦怠乏力欬嗽腹痛便泄营卫
失和势成温疟

南沙参 柴胡 小川朴 茯苓
制半夏 赤苓 煨草果 橘皮
苏梗子 苍术 大腹皮
生姜 竹茹

三疟 又

蒋 卅六

大疟寒热俱甚脉沉弦数脾胃受困势必缠绵

复诊

暑凉互郁，积食伤中，吐泻并作，脾伤。防入慢脾险症。

藿香　制半夏　炮姜炭　茯苓　苏梗　小川朴　块滑石　橘皮　白芷　大腹皮　川郁金

藕节炭　九节菖蒲一钱

章，卅二

眉批：温痉。

暑风挟滞，痞满倦怠乏力，咳嗽，腹痛便泄，营卫失和。势成温痉。

南沙参　柴胡　小川朴　茯苓　制半夏　酒芩　煨木香　橘皮　苏梗子　炙草　大腹皮

生姜　竹茹

蒋，卅六

眉批：三痉，又。

大痉寒热俱甚，脉沉弦数。脾胃受困，势必缠棉[1]。

① 棉：当作“绵”。

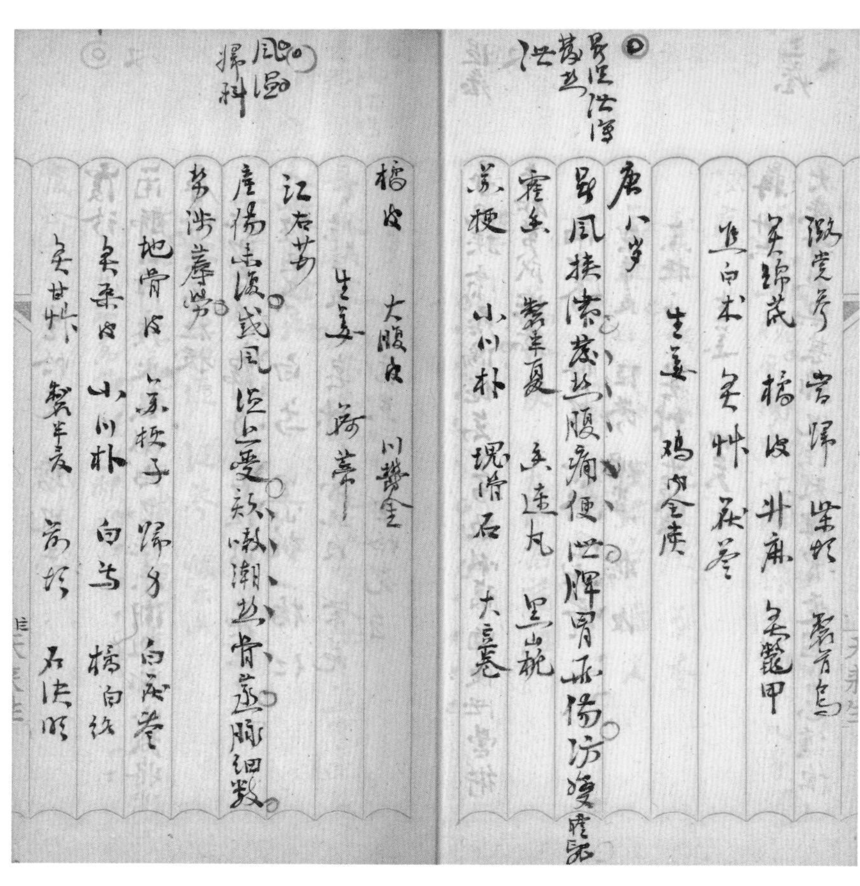

路党参　当归　柴胡　制首乌　炙绵芪　橘皮　升麻　龟鳖甲　焦白术　炙草　茯苓

生姜　鸡内金炭

唐，八岁

眉批：暑湿泄泻，发热泄。

暑风挟滞，发热腹痛便泄，脾胃两伤。防变霍乱。

藿香　制半夏　香连丸　黑山栀　苏梗　小川朴　块滑石　大豆卷　橘皮　大腹皮　川郁金

生姜　荷蒂

江右，廿五

眉批：风温，妇科。

产伤未复，感风温上受，咳嗽，潮热骨蒸，脉细数。势涉蓐劳。

地骨皮　苏梗子　归身　白茯苓　炙桑皮　小川朴　白芍　橘白络　炙甘草　制半夏　前胡　石决明

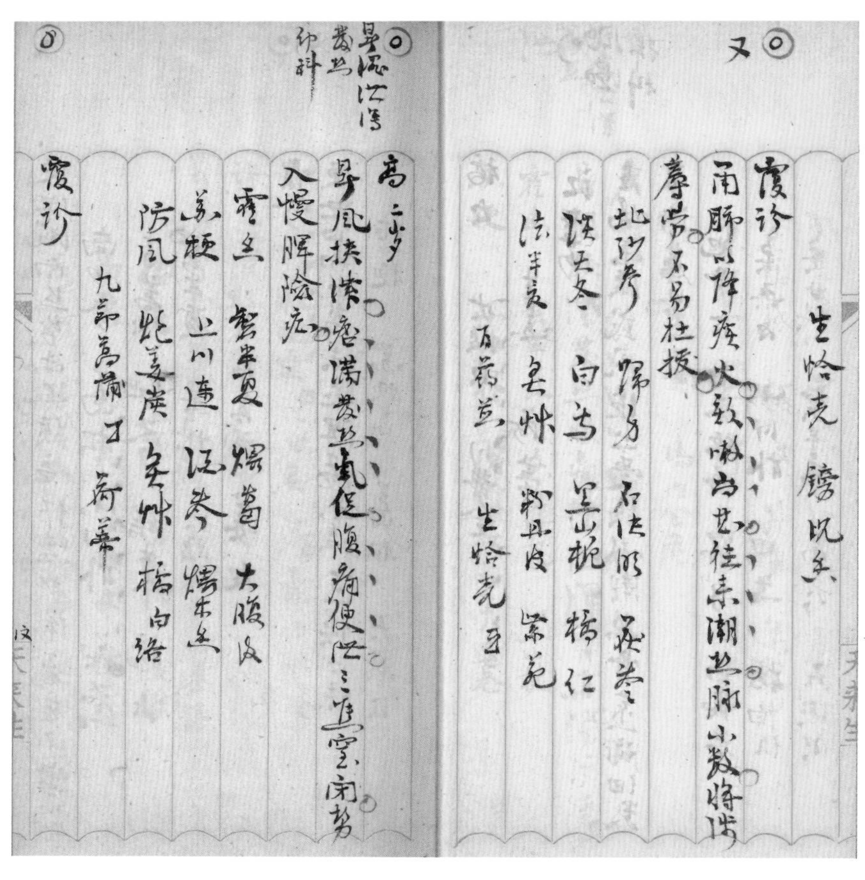

又

生蛤壳　镑犀尖

复诊

南脉以降疮火，致嗽而出血，往来潮热，脉小数，将成虚劳，不易杜拔。

北沙参　归身　石决明　茯苓

天冬　白芍　黑山栀　杏仁

法半夏　生草　粉丹皮　紫菀

百药煎　生蛤壳　三

鼻流浊涕　发热　加科

高　二岁

鼻风挟滞，痧后，满发热，气促腹痛，便泄三四，定，寒势入慢脾险症。

藿香　制半夏　煨葛　大腹皮

苦桔梗　上川连　酒芩　煨木香

防风　炮姜炭　炙草　橘白络

九节菖蒲　丁香　荷蒂

复诊

生蛤壳　镑沉香

复诊

眉批：又。

肃肺以降痰火，咳嗽尚甚，往来潮热，脉小数。将涉蓐劳，不易杜拔。

北沙参　归身　石决明　茯苓　淡天冬　白芍　黑山栀　橘红　法半夏　炙草　粉丹皮　紫菀

百药煎　生蛤壳二钱

高，二岁

眉批：暑湿泄泻，发热，幼科。

暑风挟滞，痞满发热，气促，腹痛便泄，三焦窒闭。势入慢脾险症。

藿香　制半夏　煨葛　大腹皮　苏梗　上川连　酒芩　煨木香　防风　炮姜炭　炙草　橘白络

九节菖蒲一钱　荷蒂

复诊

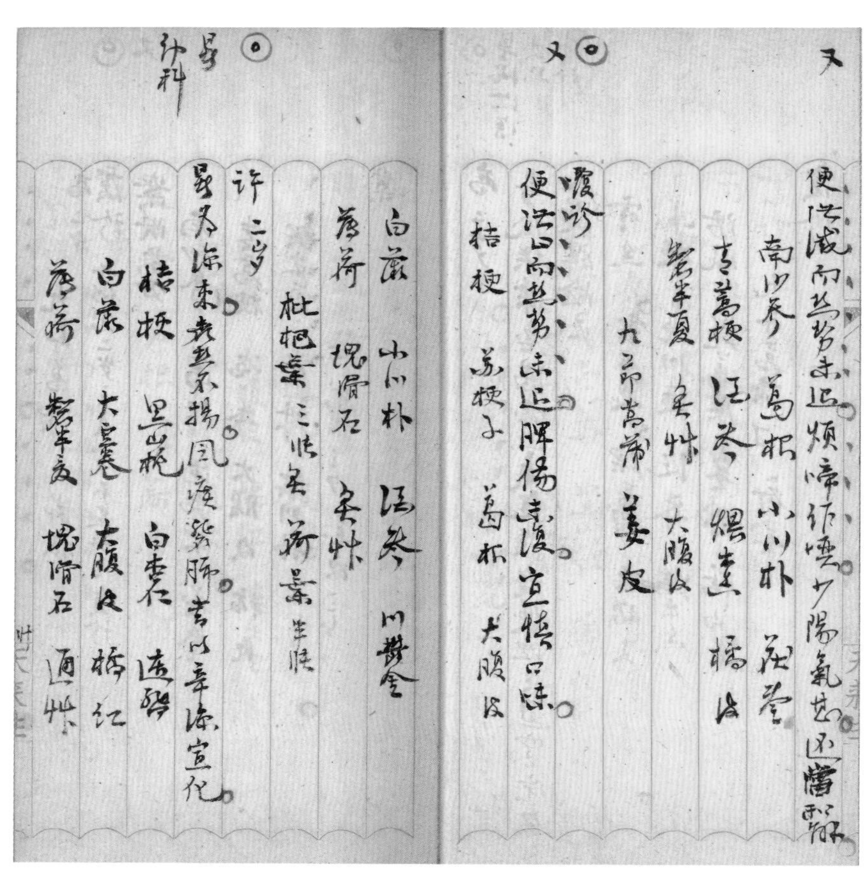

又

便泄减而热势未退，烦懊作恶，少阳气热逗留，当和解

南沙参 葛根 小川朴 茯苓

青蒿梗 淡芩 炒黄连 橘皮

制半夏 冬术 大腹皮

九节菖蒲 姜皮

又

复诊

便泄已而热势未退，脾阳未复，宜慎口味

桔梗 苏梗子 葛根 大腹皮

白薇 小川朴 淡芩 川郁金

薄荷 块滑石 冬术

枇杷叶三张 鲜荷叶半张

暑 外科

许 二岁

暑为湿来，表热不扬，风痰袭肺，当以辛凉宣化

桔梗 黑山栀 白杏仁 连翘

白薇 大豆卷 大腹皮 橘红

薄荷 制半夏 块滑石 通草

眉批：又。

便泄减而热势未退，烦啼作恶，少阳气甚。还当和解。

南沙参　葛根　小川朴　茯苓　青蒿梗　炙草　大腹皮　九节菖蒲　姜皮

复诊

眉批：又。

便泄止而热势未退，脾伤未复，宜慎口味。

桔梗　苏梗子　葛根　大腹皮　白薇　小川朴　酒芩　川郁金　薄荷　块滑石　炙草

枇杷叶三张　炙荷叶半张

许，二岁

眉批：暑，幼科。

暑为凉束，表热不扬，风痰袭肺，当以辛凉宣化。

桔梗　黑山栀　白杏仁　连翘　白薇　大豆卷　大腹皮　橘红　薄荷　制半夏　块滑石　通草

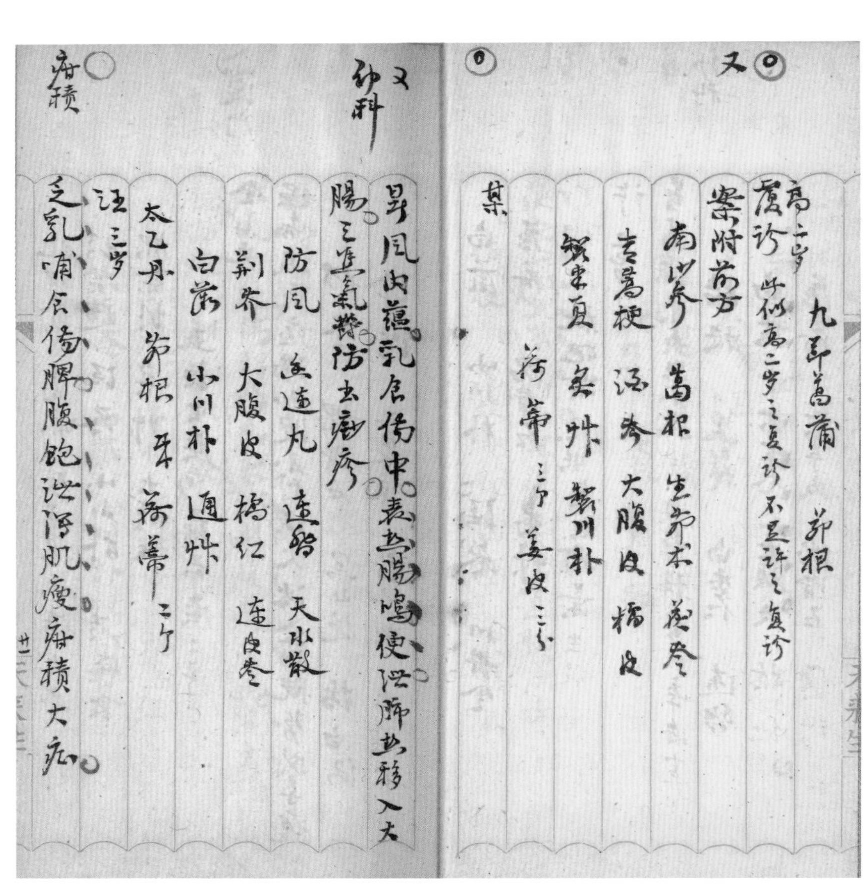

九节菖蒲　茆根

高，二岁，复诊

眉批：此似高二岁之复诊，不是许之复诊，又。

案附前方。

南沙参　葛根　生茆术　茯苓　青蒿梗　酒芩　大腹皮　橘皮　制半夏　炙草　制川朴

荷蒂三个　姜皮三分

某

眉批：幼科，又。

暑风内蕴，乳食伤中，表热肠鸣便泄，肺热移入大肠。三焦气郁，防出痧疹。

防风　香连丸　连翘　天水散　荆芥　大腹皮　橘红　连皮苓　白薇　小川朴　通草

太乙丹　茆根　荷蒂二个

汪，三岁

眉批：疳积。

乏乳哺食伤脾，腹饱泄泻肌瘦，疳积大症。

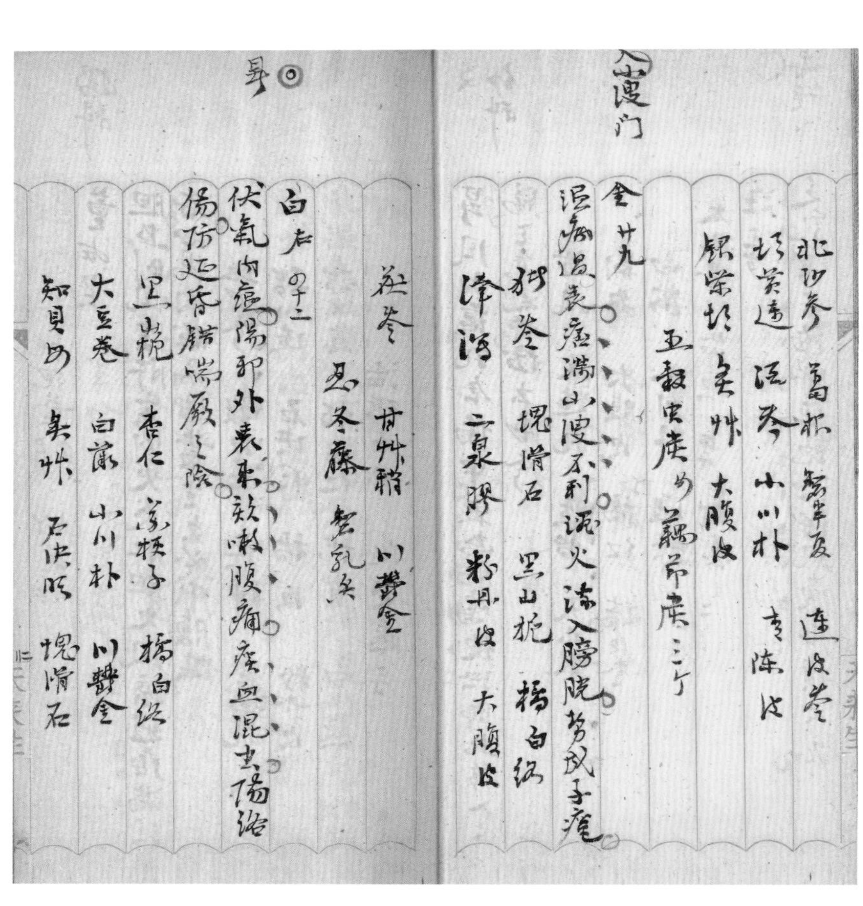

北沙参　葛根　制半夏　连皮苓　胡黄连　酒芩　小川朴　青陈皮　银柴胡　炙草　大腹皮

五谷虫炭一钱五分　藕节炭三个

金，廿九

眉批：入小溲门。

温病遏表，痞满小溲不利，湿火流入膀胱。势成子痉。

猪苓　块滑石　黑山栀　橘白络　泽泻　二泉胶　粉丹皮　大腹皮　茯苓　甘草梢　川郁金

忍冬藤　制乳香

白右，四十二

眉批：暑。

伏气内蕴，阳邪外束，咳嗽腹痛，痰血混出，阳络伤。防延昏错喘厥之险。

黑山栀　杏仁　苏梗子　橘白络　大豆卷　白薇　小川朴　川郁金　知贝母　炙草　石决明　块滑石

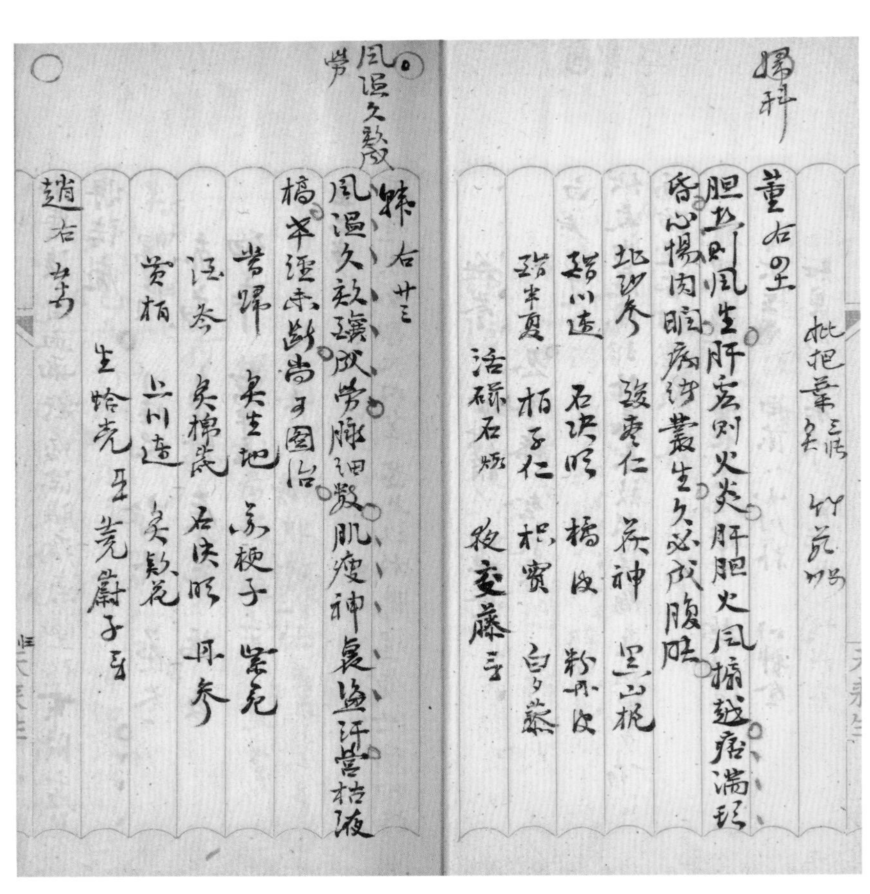

婦科

董右四十
胆热则风生，肝虚则火炎，肝胆火风扇越，痞满眩
昏心惕肉瞤，病绪丛生，久必成臌胀。
北沙参　酸枣仁　茯神　黑山栀
姜川连　石决明　橘皮　粉丹皮
姜半夏　柏子仁　枳实　白蒺藜
活磁石煅　夜交藤三钱
枇杷叶去毛三张　竹茹一钱五

风温久咳成劳

姚右廿三
风温久咳酿成劳，脉细数，肌瘦神衰，盗汗营枯液
涸，半经来断，当予图治。
当归　炙生地　苏梗子　紫菀
沙参　炙绵芪　石决明　丹参
黄柏　上川连　炙款花
生蛤壳　生茺蔚子三钱

赵右廿六

枇杷叶三张（炙） 竹茹一钱五分（炒）

董右，四十一

眉批：妇科。

胆热则风生，肝虚则火炎。肝胆火风煽越，痞满头昏，心惕肉瞤，病诸丛生。久必成腹胀。

北沙参 酸枣仁 茯神 黑山栀 醋川连 石决明 橘皮 粉丹皮 醋半夏 柏子仁 枳实 白夕藜

活磁石（煅） 夜交藤三钱

韩右，廿三

眉批：风温，久咳成劳。

风温久咳酿成劳，脉细数。肌瘦神衰盗汗，营枯液槁，本经未断，尚可图治。

当归 炙生地 苏梗子 紫菀 酒芩 炙棉芪 石决明 丹参 黄柏 上川连 炙款花

生蛤壳五钱 茺蔚子三钱

赵右，五十四

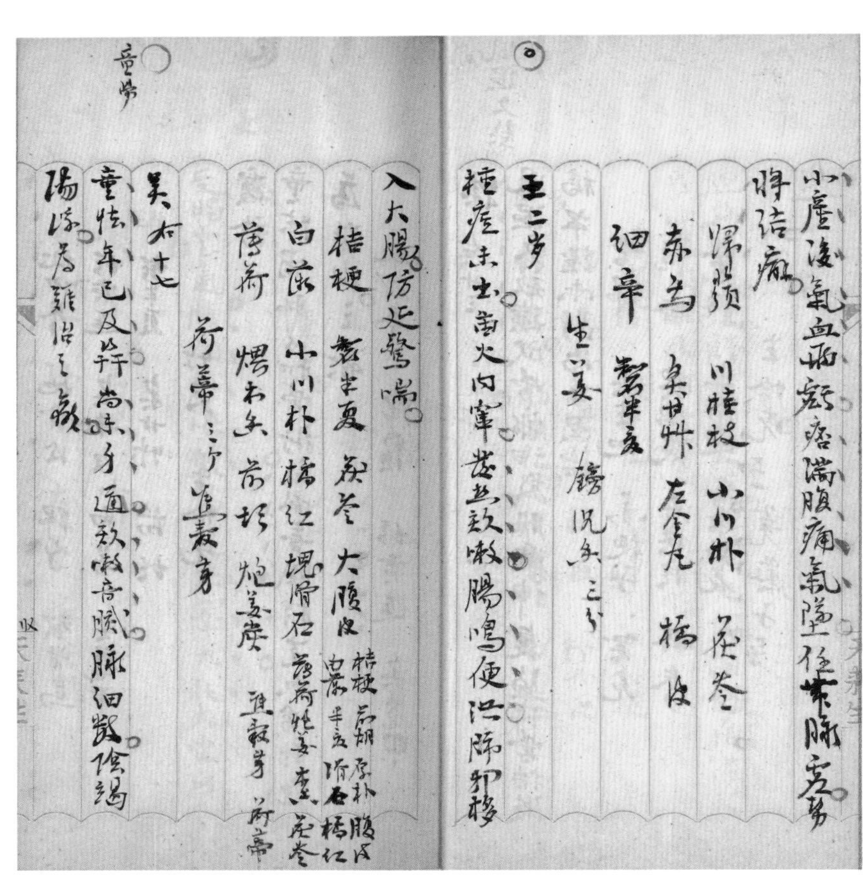

小產後氣血兩虧痞滿腹痛氣墜經來脉虛弦

將結痛

歸須　川桂枝　小川朴　茯苓

赤芍　炙甘草　左金丸　橘皮

細辛　製半夏

生姜　鎊沉香 三分

王　二歲

種痘未出齒火內竄發熱欬嗽腸鳴便泄脉郭移

童勞

入大腸防延驚喘

桔梗　製半夏　茯苓　大腹皮

白蔻　小川朴　橘紅　塊滑石

薄荷　煨木香　前胡　炮姜炭

荷蒂 三分　焦麥芽

桔梗　前胡　厚朴　腹皮

白蔻　半夏　滑石　橘紅

薄荷　炮姜　查炭　茯苓

焦穀芽　荷蒂

吳　右十七

童怯年已及笄尚未月通欬嗽音嘶脉細數陰竭

陽浮為難治之證

小产后气血两亏，痞满腹痛气坠，任带脉虚。势将结候。

归须　川桂枝　小川朴　茯苓　赤芍　炙甘草　左金丸　橘皮　细辛　制半夏

生姜　镑沉香三分

王，二岁

种痘未出，苗火内窜，发热咳嗽，肠鸣便泄。肺邪移入大肠，防延惊喘。

桔梗　制半夏　茯苓　大腹皮　白薇　小川朴　橘红　块滑石　薄荷　煨木香　前胡　炮姜炭

荷蒂三个　焦谷芽

桔梗　前胡　厚朴　腹皮　白薇　半夏　滑石　橘红　薄荷　炮姜　木香　茯苓

焦谷芽　荷蒂

吴右，十七

眉批：童劳。

童怯，年已及笄，尚未身通。咳嗽音腻，脉细数。阴竭阳浮，为难治之候。

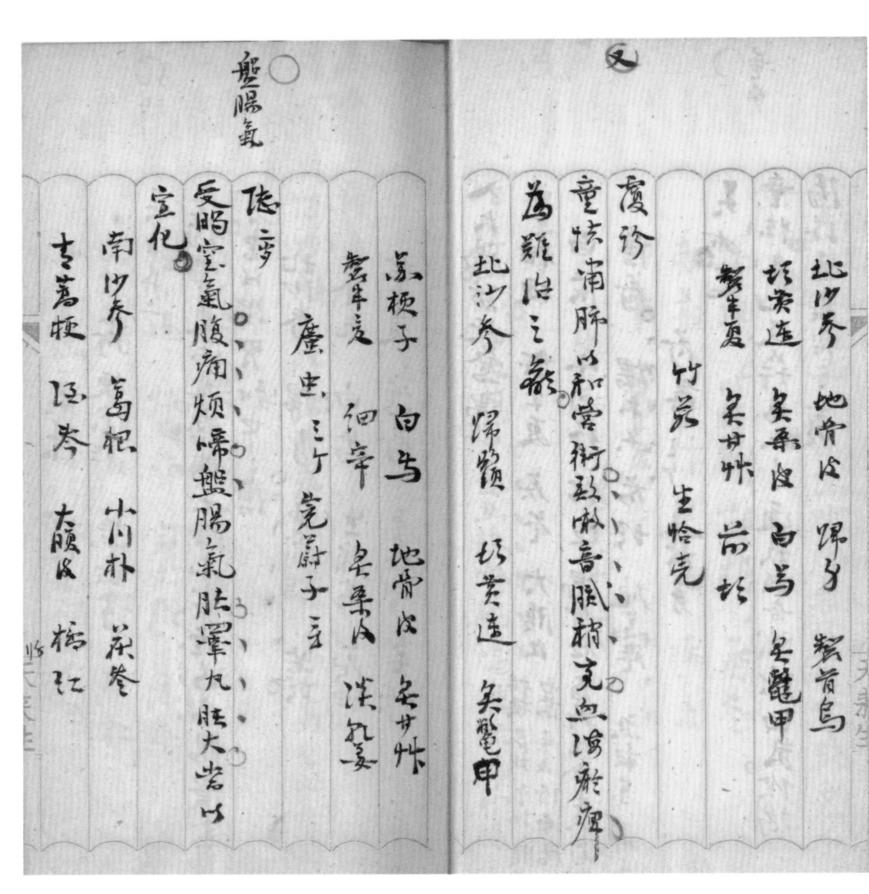

北沙参　地骨皮　归身　制首乌
川黄连　炙桑皮　白芍　炙鳖甲
制半夏　炙甘草　丹皮
竹茹　生蛤壳

复诊
童怯甫脉以和营卫致嗽音脤稍充血海庶痊
为难治之症
北沙参　归须　川黄连　炙鳖甲

盘肠气
陆　二岁
受昭室气腹痛烦啼盘肠气脐罩丸脐大当以
宣化
苏梗子　白芍　地骨皮　炙甘草
制半夏　细辛　炙桑皮　淡干姜
䗪虫三个　茺蔚子三
南沙参　葛根　小川朴　茯苓
青蒿梗　猪苓　大腹皮　橘红

北沙参　地骨皮　归身　制首乌　胡黄连　炙桑皮　白芍　炙龟甲　制半夏　炙甘草　前胡

竹茹　生蛤壳

复诊

眉批：又。

童怯肃肺以和营卫，咳嗽音腻稍充，血海瘀痹。为难治之候。

北沙参　归须　胡黄连　炙鳖甲　苏梗子　白芍　地骨皮　炙甘草　制半夏　细辛　炙桑皮　淡干姜

䗪虫三个　茺蔚子三钱

陆，二岁

眉批：盘肠气。

受暍窒气，腹痛烦啼，盘肠气胀，睾丸胀大。当以宣化。

南沙参　葛根　小川朴　茯苓　青蒿梗　酒芩　大腹皮　橘红

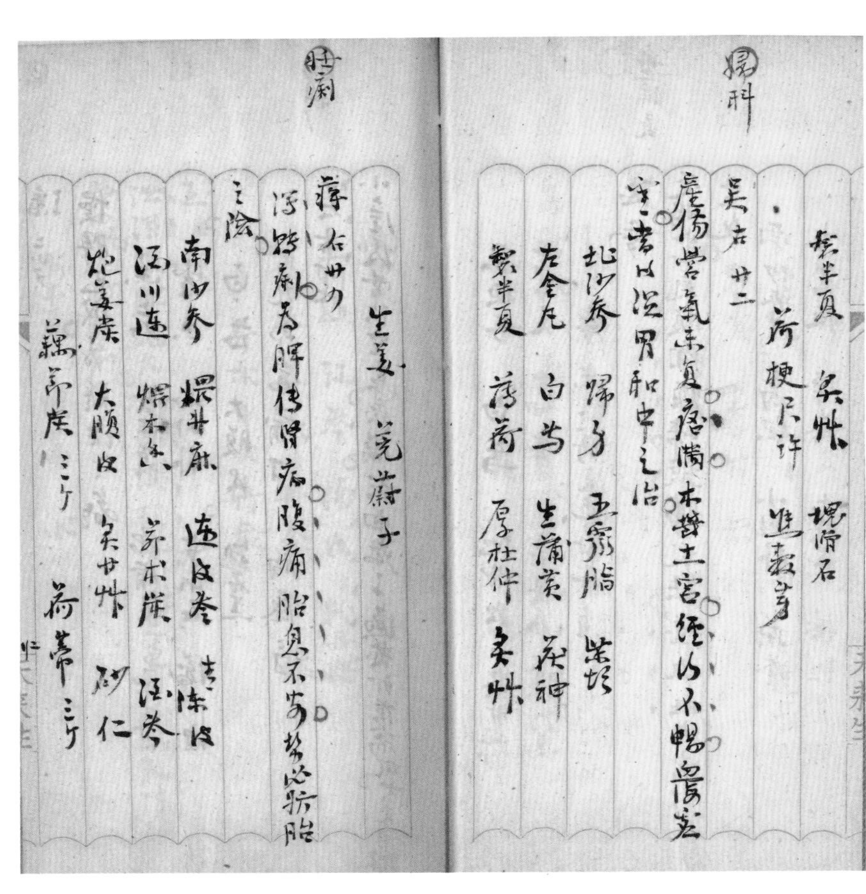

制半夏　炙草　块滑石

荷梗尺许　焦谷芽

吴右，廿二

眉批：妇科。

产伤营气未复，痞满，木郁土宫，经行不畅，血海虚寒。当以温胃和中之治。

北沙参　归身　五灵脂　柴胡　左金丸　白芍　生蒲黄　茯神　制半夏　薄荷　厚杜仲　炙草

生姜　茺蔚子

蒋右，卅四

眉批：妊痢。

泻转痢，为脾传肾病。腹痛胎息不安，势必妨胎之险。

南沙参　煨升麻　连皮苓　青陈皮　酒川连　煨木香　茆术炭　酒芩　炮姜炭　大腹皮　炙甘草　砂仁

藕节炭三个　荷蒂三个

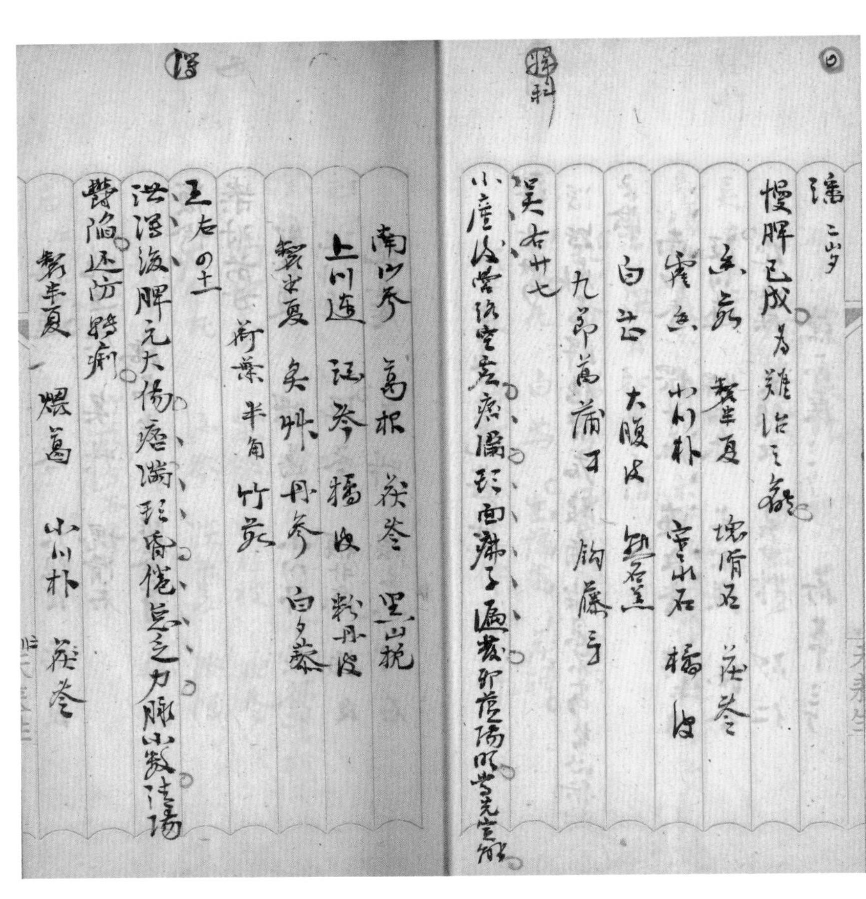

潘，二岁

慢脾已成，为难治之候。

香薷　制半夏　块滑石　茯苓　藿香　小川朴　寒水石　橘皮　白芷　大腹皮　熟石膏

九节菖蒲一钱　钩藤三钱

吴右，廿七

眉批：妇科。

小产后营络空虚，痞满头面痱子遍发。邪蕴阳明，当先宣解。

南沙参　葛根　茯苓　黑山栀　上川连　酒芩　橘皮　粉丹皮　制半夏　炙草　丹参　白夕藜

荷叶半角　竹茹

王右，四十一

眉批：泻。

泄泻后脾元大伤，痞满头昏，倦怠乏力，脉小数，清阳郁陷，还防转痢。

制半夏　煨葛　小川朴　茯苓

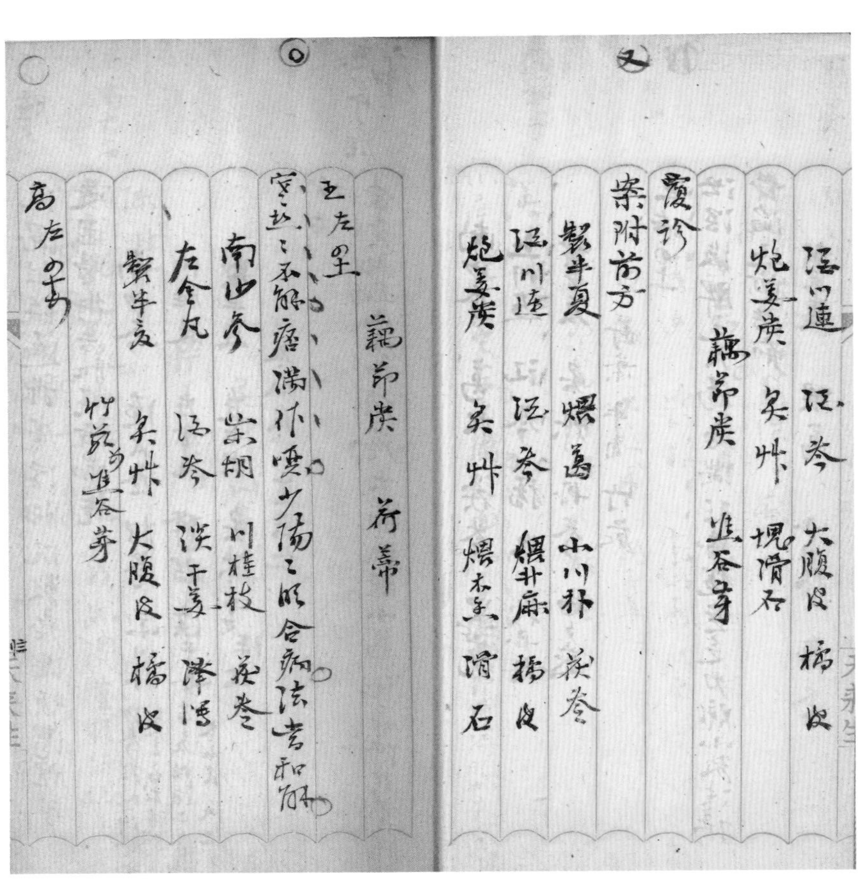

酒川连 酒芩 大腹皮 橘皮
炮姜炭 炙草 块滑石
藕节炭 焦谷芽

复诊
柴附前方
制半夏 煨葛 小川朴 茯苓
酒川连 酒芩 煨升麻 橘皮
炮姜炭 炙草 煨木香 滑石

藕节炭 荷蒂

王左 又
寒热不解，痞满作呕，少阳阳明合病，法当和解
南山参 柴胡 川桂枝 茯苓
左金丸 酒芩 淡干姜 泽泻
制半夏 炙草 大腹皮 橘皮
竹茹 焦谷芽

高左 又

酒川连　酒芩　大腹皮　橘皮　炮姜炭　炙草　块滑石

藕节炭　焦谷芽

复诊

眉批：又。

案附前方。

制半夏　煨葛　小川朴　茯苓　酒川连　酒芩　煨升麻　橘皮　炮姜炭　炙草　煨木香　滑石

藕节炭　荷蒂

王左，四十一

寒热热不解，痞满作恶，少阳阳明合病。法当和解。

南沙参　柴胡　川桂枝　茯苓　左金丸　酒芩　淡干姜　泽泻　制半夏　炙草　大腹皮　橘皮

竹茹一钱五分　焦谷芽

高左，四十五

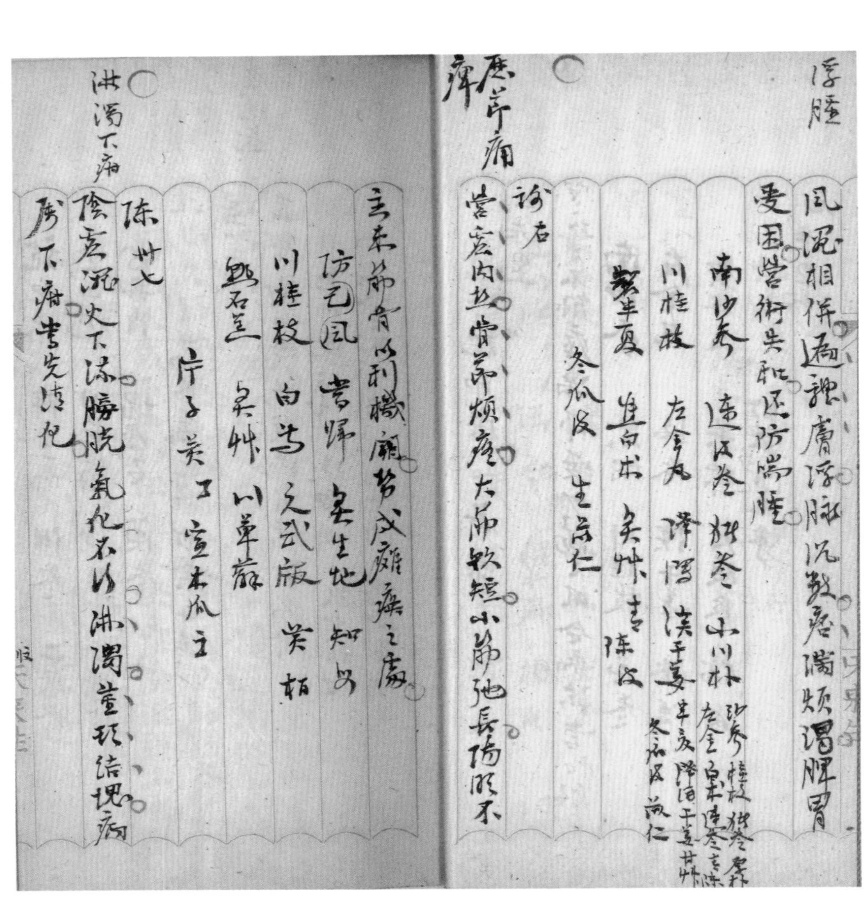

浮腫

風濕相併，遍體膚浮，脉沉數，痞悶煩渴，脾胃受困，營衛失和，延防喘腫

南沙參　連皮苓　猪苓　小川朴

川桂枝　左金丸　澤瀉　淡干姜

製半夏　焦白朮　炙草　陳皮

冬瓜皮　生苡仁

沙參　桂枝　猪苓　厚朴

左金　白朮　連苓　炙草　陳皮

半夏　澤瀉　干姜　甘草

冬瓜皮　苡仁

痺

歷節痛

診右

營虛內熱，骨節煩疼，大筋軟短，小筋弛長，瘍[illegible]不主束筋骨以利機關，勢成癱瘓之處

防己　風　當歸　炙生地　知母

川桂枝　白芍　炙龜版　黄柏

熟石膏　炙草　川草薢

片子姜黃　宣木瓜　主

淋濁下痛

陳　廿七

陰虛濕火下注，膀胱氣化不行，淋濁莖痛結𤸇痛

房下痛，當先清化

眉批：浮肿。

风湿相并，遍体肤浮，脉沉数。痞满烦渴，脾胃受困，营卫失和，还防喘肿。

南沙参　连皮苓　猪苓　小川朴　川桂枝　左金丸　泽泻　淡干姜　制半夏　焦白术　炙草　青陈皮

冬瓜皮　生苡仁

沙参　桂枝　猪苓　厚朴　左金　白术　连苓　青陈　半夏　泽泻　干姜　甘草　冬瓜皮　苡仁

谢右

眉批：历节痛痹。

营虚内热，骨节烦疼，大筋软短，小筋弛长。阳明不主束筋骨以利机关，势成瘫痪之处。

防风己　当归　炙生地　知母　川桂枝　白芍　元武版　黄柏　熟石膏　炙草　川萆薢

片子黄一钱　宣木瓜二钱

陈，卅七

眉批：淋浊下疳。

阴虚湿火下凉，膀胱气化不行，淋浊，茎头结块。病属下疳，当先清化。

龍胆艸　鮮生地　独参　二泉膠

黑山梔　川萆薢　澤泻　甘艸梢

粉丹皮　塊滑石　茯苓

忍冬藤　五錢　竹葉　廿張

盤腸氣

吳　一歲

甫生旬日，發熱，盤腸氣脹，防喘閉。

上川連　三分　連翹　錢　淑荧橘　丁

淡黄芩　三分　花粉　錢　塊滑石　錢

大頭瘟

惲祖祁　號莘耘

先覺左眼稍焮腫，痛引頰車及咽喉不利，形寒發熱，重頭目昏花，是手太陰、少陰、少陽、足陽明主病。熱甚久踞，神倦，熱甚譫語，入暮為甚，脈弦大而滑，左為甚。熱毒不從外泄，溫火挾痰瀰漫，欬不爽，口吐痰涎。所慮舊病復發，恐敖動肝陽，上蒙清竅，瘧厥之險。擬方使面部起泡，毒從外達，庶可無

蘆根　一兩　焦麦芽　錢

龙胆草　鲜生地　猪苓　二泉胶　黑山栀　川萆薢　泽泻　甘草梢　粉丹皮　块滑石　茯苓

忍冬藤五钱　竹叶廿张

吴，一岁

眉批：盘肠气。

甫生旬日，发热盘肠气胀，防喘闭。

上川连三分　连翘一钱五分　嫩黄柏一钱　淡黄芩三分　花粉一钱五分　块滑石一钱五分

茆根二钱　焦麦芽一钱五分

恽祖祁，号华耘

眉批：大头瘟。

先觉左眼稍焮肿，牵引颊车及咽喉不利，形寒体重，头目昏花，是手太阴、少阴、少阳，足阳明主病。热甚久踞神倦，热甚独语，入暮为甚。脉弦大而滑，左为甚。热毒不得外泄，湿火挟痰弥漫。咳不爽，口吐痰涎。所虑旧病复发，恐劫动肝阳，上蒙清窍，痉厥之险。散方使面部起泡。毒从外达，庶可无

變。普濟消毒飲 大頭瘟
黑山梔 生甘草 元參 象貝母
大豆卷 淡黄芩 馬勃 苦桔梗
上川連 連翹心 木通 大力子
板藍根 忍冬花

山梔 甘草 元參
豆卷 牛蒡 連翹
木通 馬勃 黄芩
桔梗 象貝 黄連
板藍根 銀花

下册完

以上兩册係常州錢祝恩先生之門診方也選

先生之及門弟子許惟尊君處抄來余之所以欽
佩先生者因先生得乃父心恒明醫之傳授
余生也晚不及親聆心恒明醫之言論幸有先生
之家傳方法以睹諸餘以快以之以先生之出
入化裁於古方者常州已不多見滬地固無論
矣當世涂常州縣氏一脈外竟全是門外漢
余所見之即州縣大將之方處以數十計人以
數百計無有一規矩准繩明變化如先生者

变。普济消毒饮，大头温[1]。

黑山栀　生甘草　元参　炙姜蚕　大豆卷　淡黄芩　马勃　苦桔梗　上川连　连翘心　木通　大力子

板蓝根　忍冬花

山栀　甘草　元参　豆卷　牛蒡　连翘　木通　马勃　黄芩　桔梗　姜蚕　黄连

板蓝根　银花

下册完。

以上两册系常州钱祝恩先生之门诊方也，从先生之及门弟许惟尊君处抄来。余之所以钦佩先生者，因先生得乃叔父心怛明医之传授。余生也晚，不及亲聆心怛明医之言论，幸有先生之家传方法，得睹绪余，何快如之！为先生之出入化裁于古方者，常州已不再见，沪地固无论矣。当世除常州钱氏一脉外，竟全是门外汉。余所见各郡州县大埠之方，处以数十计，人以数百计，无有一规矩准绳，神明变化如先生者。

① 温：当作“瘟”。

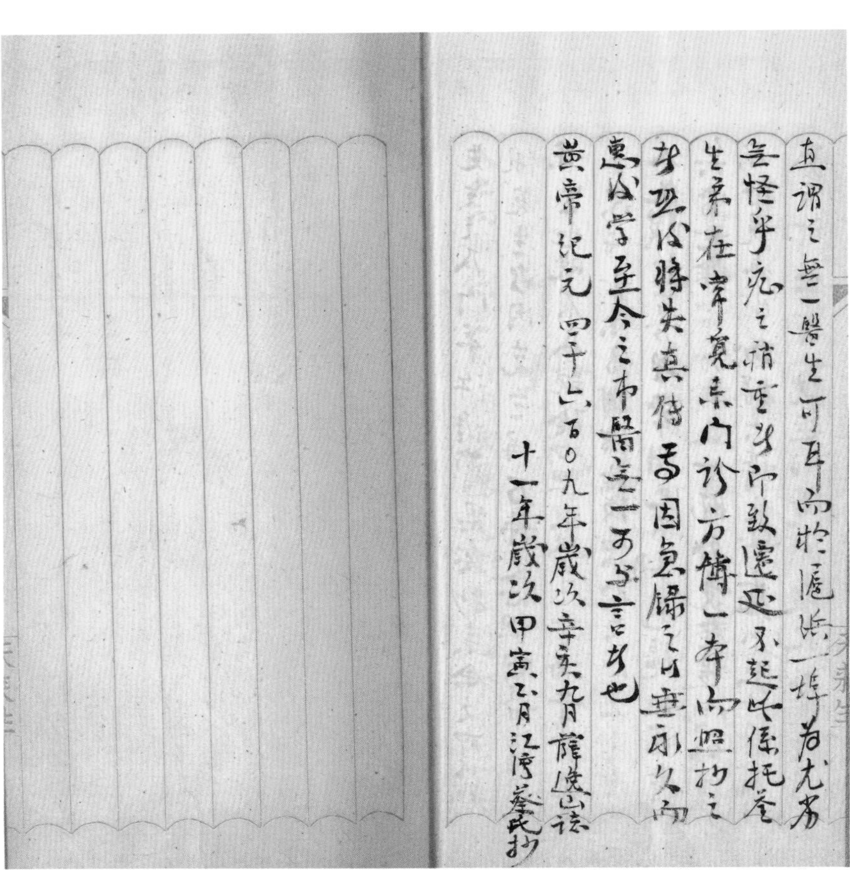

真謂之無一醫生可耳，而於庸醫一輩若尤甚，無怪乎病之輕者以致遷延，不起者係托蒼生矣。在當寬求內診方術一本而熟於之者，恐以將失真傳，焉因急歸之以垂永久而惠後學，至今之市醫無一不可言者也。

黃帝紀元四千六百〇九年歲次辛亥九月韓俊山誌

十一年歲次甲寅六月江灣蔡氏抄

直谓之无一医生可耳，而于沪浜一埠为尤劣，无怪乎症之稍重者，即致迁延不起。此系托荃生弟在常觅来门诊方传一本而照抄之者，恐后将失真传，专因急录之，以垂永久而惠后学，至今之市医无一可与言者也。

黄帝纪元四千六百〇九年岁次辛亥九月薛逸山志

十一年岁次甲寅正月江湾蔡氏抄